肺癌：可防，可治

王洪武　主编

U0363227

科学普及出版社
·北　京·

图书在版编目（CIP）数据

肺癌：可防，可治／王洪武主编．－－北京：
科学普及出版社，2014.6
ISBN 978−7−110−08638−4

Ⅰ．①肺⋯　Ⅱ．①王⋯　Ⅲ．①肺癌－防治
Ⅳ．① R734.2

中国版本图书馆 CIP 数据核字（2014）第 103578 号

出 版 人	苏　青
策划编辑	许　慧
责任编辑	周晓慧　刘赫铮
责任校对	刘洪岩
责任印制	张建农
版式设计	中文天地

出版发行	科学普及出版社
地　　址	北京市海淀区中关村南大街16号
邮　　编	100081
发行电话	（010）62173865
传　　真	（010）62179148
网　　址	http://www.cspbooks.com.cn

开　　本	880mm×1230mm　1/32
字　　数	130千字
印　　张	5.625
版　　次	2014年6月第1版
印　　次	2014年6月第1次印刷
印　　刷	北京长宁印刷有限公司
书　　号	ISBN 978−7−110−08638−4/R・834
定　　价	18.00元

王洪武教授简介

王洪武博士，教授，主任医师。

现任煤炭总医院副院长，学术委员会主任委员，首席专家，兼呼吸内科主任、肿瘤内科主任及职业病科主任。硕士研究生导师，2002年享受国务院政府特贴。

国家卫计委呼吸内镜专家委员会委员，中国抗癌协会肿瘤介入专业委员会呼吸内镜分会主任委员，中国抗癌协会北京介入治疗分会副主任委员，中国研究型医院学会常务理事，亚洲冷冻学会常委，中华医学会呼吸分会介入治疗学组委员，国际生物治疗学会氩氦靶向治疗委员会理事。北京呼吸分会常委，北京激光学会委员，北京市健康科普教育专家。

能娴熟应用气管镜、胸腔镜等技术，在影像引导下的介入治疗方面也取得了一定的成绩。擅长肺癌、气道复杂良恶性病变的诊治。获部属医疗成果一等奖2项，二等奖7项，三等奖6项。在国内外发表论文180余篇，主编专著11部，其中《肿瘤微创治疗技术》、《电子支气管的临床应用》、《肿瘤超低温冷冻治疗》、《癌性疼痛的综合治疗》、《支气管镜介入治疗》等已成为相关领域的重要参考工具书。参编专著16部。

肺癌：可防，可治

（作者名单，按姓氏字母排序）

丁　勇　解放军 307 医院

董　倩　北京广安门中医院

郭永庆　卫生部中日友好医院

李　忠　北京中医药大学东直门医院

林洪生　北京广安门中医院

刘雁冰　解放军 307 医院

鲁克宇　煤炭总医院

罗凌飞　煤炭总医院

马洪明　煤炭总医院

祁　硕　北京中医药大学东直门医院

秦怀海　煤炭总医院

宋立伟　煤炭总医院

王洪武　煤炭总医院

王军良　解放军 307 医院

吴梅娜　北京大学肿瘤医院

尹晓明　煤炭总医院

于亚彬　解放军 307 医院

纵照义　解放军 307 医院

朱广卿　空军总医院

前　言

　　肺位于胸腔内，是维持人呼吸的重要器官。肺"罢工"了，不能正常呼吸，生命也就终止了。由于我们周边的空气不断受到污染，加上我们不能洁身自好，比如不断地将香烟的烟雾等吸入肺内，严重影响肺的健康，使肺癌的发病率和死亡率不断上升，成为"癌中之王"，令许多人"谈癌色变"。如何保护我们的肺免受灭顶之灾，已成为当务之急。

　　实际上，肺癌的发生有规律可循，只要能做到"三早"（早预防、早诊断、早治疗），肺癌也不是不治之症。因此，我们应充分了解肺脏的习性，懂得它如何工作，哪些因素会影响它的健康，人为什么会得肺癌，哪些人容易得肺癌等。

　　本书的编写目的就是想告诉你，肺癌是一种什么样的病，如何做到三级预防，怎样才能早期发现它，达到根治效果；肺癌确定诊断时，80%以上均为晚期，对晚期患者应如何采取综合治疗措施，减轻痛苦，延长生命。

　　本书作者均为肿瘤方面的专家，长期从事临床工作，有丰富的临床经验。本书以问答的形式，模拟门诊的场景，有些问题可能就是你想问的问题，而答案就是权威专家的回答，省去你去看门诊的劳顿。

　　王洪武教授现任北京煤炭总医院副院长，兼肿瘤微创治疗中心主任，呼吸内科主任及职业病科主任，硕士研究生导师，享受国务院政府特殊津贴，国际生物治疗学会氩氦靶向治疗委员会理事，亚洲冷冻学会常委，中华医学会呼吸分会介入治疗学组委员，中国抗癌协会介入治疗学会委员。主要擅长肺癌、肝癌、食管癌等方面的诊治，特别是对肺部肿瘤有较深入的研究。近年来在国内率先开展了多项肿瘤微创靶向治疗技术，如氩氦刀、光动力治疗、内支架置入、放射粒子植入、缓释药物植入、超声电导治疗等。在呼吸内镜的应用方面有很深的造诣，熟练掌握多种支气管镜介入治疗技术和影像引导下的经皮穿刺治疗技术。另外，他长期从事呼吸系统疾病的研究，对支气管哮喘、慢性阻塞性肺疾病、间质性肺疾病都有很深的造诣，尤其是弥漫性肺间质纤维化、肺结节病等曾发表多篇文章。

获军队医疗效果一等奖及二等奖各 2 项、三等奖 5 项，获煤炭工业协会科技成果二等奖 3 项、三等奖 1 项。在国内外发表论文 180 余篇。主篇《支气管哮喘指南》《现代肿瘤靶向治疗技术》《肿瘤微创治疗新技术发展》《电子支气管镜的临床应用》《超低温冷冻治疗》《癌性疼痛的综合治疗》《支气管镜介入治疗技术》等 9 部专著，参编专著 15 部。

知识就是力量。懂得如何防癌、抗癌，就是为自己撑起了一把保护伞，成为生命的强者。没有患病的人，希望能从中学到防癌的知识；而患病的人也不要气馁，你可从中得到你从未听说过的奇方良法，增强战胜疾病的信心。

编者

2014 年 4 月

目　录

第四篇 肺癌是可以治疗的 / 42

第一章 手术治疗 / 42

第二章 化学治疗 / 49

第一篇
了解呼吸系统的
解剖结构，更好地保护肺脏

　　呼吸系统是运送气体和进行气体交换的重要场所，由胸廓、呼吸道和肺组成。

　　肺脏位于胸腔内，以纵隔为界，分左右两肺。肺脏下面是膈肌，由此与腹腔脏器隔离。右肺分上、中、下三叶，由水平裂及斜裂将三叶分隔开。左肺分上、下二叶，由斜裂将二叶分开。

　　呼吸道根据解剖部位，又可分为上呼吸道和下呼吸道两部分。上呼吸道包括鼻、咽、喉；自声门开始即为下呼吸道，连接声门的为气管，下呼吸道依次分为气管、支气管、叶支气管、分段支气管、细支气管、末端支气管、呼吸性细支气管、肺泡管、肺泡囊及肺泡（图 1-1）。

　　呼吸即完成一次吸气和一次呼气的过程，呼吸频率即每分钟呼吸的次数，此与年龄、性别和生理状态有关。成人平静时的呼吸频率约为每分钟 16 ～ 18 次；儿童约为每分钟 20 次；一般女性比男性快 1 ～ 2 次。

　　呼吸道主要负责气体运输，一旦发生狭窄或堵塞，将发生通气功能障碍。肺又分为左、右两侧，由各级支气管和肺泡组成，

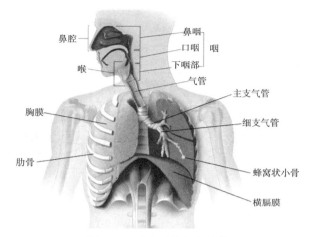

鼻腔　　　　　　　　鼻咽
　　　　　　　　　　口咽　咽
喉　　　　　　　　下咽部
　　　　　　　　　　气管
　　　　　　　　　主支气管
胸膜
　　　　　　　　　细支气管
肋骨
　　　　　　　　蜂窝状小骨
　　　　　　　　　横膈膜

图 1-1　呼吸系统解剖结构

主要负责气体交换，肺泡壁和肺泡间隔病变将引起弥散功能和限制性通气功能障碍。

　　气管位居颈部正中（上段），由 16～20 个 C 形软骨环和肌膜组织构成管腔，形状如穹隆状隧道（图 1-2）。气管位于食管的前方。气管上延续于喉、起自环状软骨下缘；下至气管分叉，由气管隆突分为左、右主支气管。气管全长 10～12cm，横径2.0～2.5cm，前后径 1.5～2.0cm，男性长度及管径均大于女性。隆突是气管、左右支气管的交会点，是气管镜下辨认左、右主支气管起点的重要标志（图 1-3）。

　　右主支气管的特征为粗、短、直。延续右主支气管的右上支气管和右中间段支气管，此后又分为右中叶支气管和右下叶支气管。右肺分为上、中、下三叶。

　　左主支气管较右主支气管细、长、斜，长约 5cm，再分为上、下两叶支气管。左上叶支气管又分为左固有上叶支气管和左舌叶支气管。左肺分为上叶（又分为国有上叶和舌叶）和下叶。

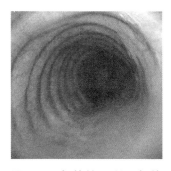 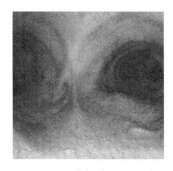

图 1-2　气管镜下所见气管　　　图 1-3　正常气管分叉和隆突
呈半环形隧道样

双侧支气管树的命名见表 1-1。

表 1-1　双侧支气管分支及其名称

	右侧			左侧	
	分支	名称		分支	名称
上叶	1	尖段	上叶	1+2	尖后段 ⎫
	2	后段			⎬ 固有上叶
	3	前段		3	前段 ⎭
中叶	4	外侧段		4	上舌段 ⎫
	5	内侧段		5	下舌段 ⎬
下叶	6	背段		6	背段
	7	内基底段		7+8	内前基底
	8	前基底段			
	9	外基底段		9	外基底段
	10	后基底段		10	后基底段

　　根据气管镜前端插入部的粗细不同，可看到支气管的部位亦不同。如治疗型支气管镜可窥见段以上支气管，而常规型支气管镜可窥见 4～5 级支气管，超细型支气管镜可窥见 7～8 级支气管。

气管支气管的结构：

气管为管腔脏器，管壁由软骨环、弹性纤维、结缔组织、平滑肌及含有腺体的黏膜共同组成，厚度约 2 ～ 3mm。软骨环（气管软骨）具有 16 ～ 20 个独立的透明软骨环，占气管周径的前 2/3，位于外膜与黏膜下层之间；多数软骨环呈单独的平行排列。各软骨环之间由排列紧密的结缔组织即环状韧带互相连接。气管最下一个软骨环，由于左右支气管在此分出，此环在管腔内形成一个由下向上的矢状突起，即气管隆突。

支气管亦以软骨环为支架，分至细支气管以后，软骨环逐渐变小，数目亦逐渐减少，软骨呈不规则块状排列于管壁，在 1mm 直径以下的细支气管已无软骨存在，没有软骨环的细支气管靠肺的弹性保持通畅。

黏膜层：为假复层柱状纤毛上皮，内含许多杯状细胞，其厚度个体间有差异。固有膜为疏松的结缔组织，含有胶原纤维及丰富的弹性纤维，均按气管的长轴排列成束，以维持管道的张力。固有膜内有血管、淋巴管及浆细胞，深部形成弹性膜与黏膜下层分隔。至细支气管以后，黏膜上皮由复层细胞逐渐变为单层细胞，杯状细胞亦逐渐减少，直至消失。肺癌大多发生于黏膜层。

黏膜下层：为疏松的纤维结缔组织，内含脂肪、浆液腺、混合腺（气管腺），腺导管排泄口在黏膜表层。腺体分泌浆液与黏液，以维持管腔的湿润，有利于清除管内有害颗粒，且具有免疫等保护功能。

第二篇
知晓肺癌分类，做好防治准备

1. 肺癌的分布部位

　　发生于三级以上气管、主支气管和段支气管的肺癌即为中央型肺癌（图 2-1，图 2-2），约占 3/4，以鳞状上皮细胞癌、腺样囊性癌和小细胞未分化癌较多见。

　　发生于四级以下（段以下）支气管（即肺内的癌症）称为周围型肺癌（图 2-3），约占 1/4，以腺癌较为多见。

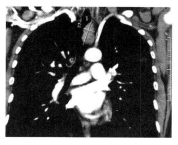

图 2-1A　中央型肺癌（肺增强 CT 片）气管中段可见占位性病变（圆圈所示），管腔堵塞约 3/4

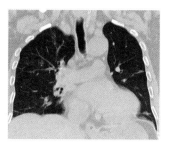

图 2-1B　正常胸部 CT（对照）气管居中，管腔通畅

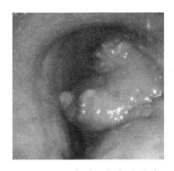

图 2-2A　中央型肺癌（气管镜图片）气管镜可见管腔巨大肿块，堵塞 3/4

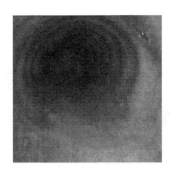

图 2-2B　正常气管结构（对照）气管黏膜光滑，软骨环清晰可见

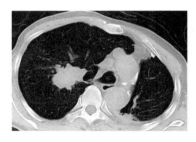

图 2-3A　周围型肺癌（胸部 CT 片）胸部 CT 片可见右上肺 3cm×5cm 不规则肿块，呈土豆状，右肺体积增大

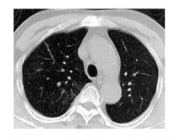

图 2-3B　正常肺 CT（对照）两肺纹理清晰可见，未见肿块

2. 肺癌的病理分类

肺癌可简单地分为两种基本类型：小细胞肺癌（SCLC）和非小细胞肺癌（NSCLC）。

（1）小细胞肺癌：是肺癌中恶性程度最高的一种，约占原发性肺癌的 1/5。患者年龄较轻，多在 40 ~ 50 岁，多有吸烟史。多发于肺门附近的大支气管，倾向于黏膜下层生长，常侵犯管外肺实质，易与肺门、纵隔淋巴结融合成团块。癌细胞生长快，侵袭力强，远处转移早，手术时发现 60％～ 100％血管受侵犯。尸检证明，80％～ 100％有淋巴结转移，常转移至脑、肝、骨、肾上腺等脏器。本型对放疗和化疗比较敏感。

癌细胞浆内含有神经分泌型颗粒，具有内分泌和化学受体功能，能分泌 5-羟色胺、儿茶酚胺、组胺、激肽等肽类物质，可引起副癌综合征。

（2）非小细胞肺癌：这种区分是相当重要的，因为对这两种类型的肺癌的治疗方案是截然不同的。NSCLC 包括鳞癌、腺癌、大细胞癌及混合细胞癌等。

①鳞状上皮细胞癌（简称鳞癌）：是最常见的类型，占原发性肺癌的 40％～ 50％，多见于老年男性，与吸烟密切相关。以中央型肺癌多见，并有向管腔内生长的倾向，常早期引起支气管狭窄，导致肺不张，或阻塞性肺炎。癌组织易变性、坏死，形成空洞或癌性肺脓肿。鳞癌生长缓慢，转移晚，手术切除的机会相对多，5 年生存率较高，但放射治疗、化学药物治疗不如小细胞未分化癌敏感。有时偶见鳞癌和腺癌混合存在称混合型肺癌（鳞腺癌）。

②大细胞未分化癌（大细胞癌）：可发生在肺门附近或肺边缘的支气管。大细胞癌转移较小细胞未分化癌晚，手术切除机会较大。

③腺癌：约占原发性肺癌的 25％。女性多见，与吸烟关系不大，多生长在肺边缘小支气管的黏液腺，因此，在周围型肺癌中以腺癌为最常见。腺癌倾向于管外生长，但也可循肺泡壁蔓延，常在肺边缘部形成直径 2 ～ 4cm 的肿块。腺癌富血管，故局部浸润和血行转移较鳞癌早。易转移至肝、脑和骨，更易累及胸膜而引起胸腔积液。

④混合细胞癌：常见类型为鳞癌合并腺癌，或小细胞肺癌合并鳞癌。

3. 肺癌的临床分期

　　对肺癌进行分期的主要目的在于在患者中识别出那些适合接受手术切除的患者，因为手术切除这一治疗选择最有可能能使疾病治愈。 非小细胞肺癌的"TNM"分期系统（肿瘤、淋巴结和转移）的分期方法如表 2-1、表 2-2 所示。一般将 Ⅱ a 期以上称为早期，Ⅱ b、Ⅲ a 称为中期，Ⅲ b、Ⅳ 期称为晚期。早、中期的非小细胞肺癌患者首选手术治疗，而晚期患者一般无手术指征，需选用其他治疗方法。

表 2-1　国际抗癌联盟（UICC）2010 年肺癌 TNM 分期

T 原发癌	影像学及气管镜表现
T1	肿瘤的最大径等于或低于 3cm，无局部浸润。支气管镜检查无叶支气管近端受侵犯的表现。T1a ≤ 2cm，2cm < T1b ≤ 3cm
T2	直径超过 3cm 的肿瘤灶或肿瘤侵犯了胸膜或累及了主支气管，伴有阻塞性肺炎或肺不张；肿瘤可侵犯肺门，但不超过气管隆突下 2cm，未累及一侧全肺叶，且无胸腔积液。3cm < T2a ≤ 5cm，5cm < T2b ≤ 7cm
T3	肿瘤 > 7cm 或直接侵及胸壁、横膈、心包或纵隔，但未累及心脏、大血管、气管、食管或椎体，也包括肺上沟肿瘤以及主支气管肿瘤距离隆突 2cm 之内，但未累及隆突的肿瘤，伴有全肺不张和阻塞性肺炎，在同侧肺和原发肿瘤所在的肺叶内，有独立的肿瘤结节
T4	任何大小的肿瘤但侵及纵隔、心脏、胸腔内大血管如主动脉、上腔静脉、下腔静脉、肺动脉主干（包括左右肺动脉心包内部分）、双侧上下肺静脉、气管、食管、胸椎体部、隆突。此外，肿瘤侵犯喉返神经造成的声带麻痹、上腔静脉梗阻或气管和食管受压也归于 T4。原发肿瘤所在肺叶以外的同侧肺出现转移结节
N 淋巴结	
N0	肿瘤没有侵犯淋巴结
N1	N1：在原发癌同侧肺部存在淋巴结转移
	N2：肿瘤细胞已经播散到和原发癌同侧的肺及胸部淋巴结
	N3：肿瘤播散到原发癌对侧的胸部淋巴结或两侧颈部的淋巴结

M 转移	影像学及气管镜表现
M0	没有存在癌症转移
M1	疾病已经播散至远处器官
	M1a：对侧肺内出现转移结节、胸膜转移结节、恶性胸腔（或心包）积液
	M1b：胸腔外的远处转移

表 2-2　国际抗癌联盟肺癌分期法（2010 年）

临床分期	UICC T	标准 N	TNM 分期 M
Ⅰa 期	$T_{1a,b}$	N_0	M_0
Ⅰb 期	T_{2a}	N_0	M_0
Ⅱa 期	$T_{1a,b}$	N_1	M_0
	T_{2a}	N_1	M_0
	T_{2b}	N_0	M_0
Ⅱb 期	T_{2b}	N_1	M_0
	T_3	N_0	M_0
Ⅲa 期	$T_{1,2}$	N_2	M_0
	T_3	$N_{1,2}$	M_0
	T_4	$N_{0,1}$	M_0
Ⅲb 期	任何 T	N_3	M_0
	T_4	N_2	M_0
Ⅳ 期	任何 T	任何 N	$M_{1a,b}$

第二篇　知晓肺癌分类，做好防治准备

第三篇
肺癌是可以预防的

1. 为什么说肺癌是癌中之首？

肺癌的发病率是指人群中一定时间内新发生的肺癌患者的比率。其计算方法为：某年 1 年中发生肺癌患者总数除以该年的平均人数，再乘以 10 万，即在 10 万人口中 1 年内患肺癌人数，表示肺癌的发病率。由于肺癌的发病率因年龄、性别和各种不同环境因素而有很大差别，故应根据具体情况对统计结果进行分析、调整，以便相互比较。

目前肺癌是所有肿瘤中发病率、死亡率最高的肿瘤。世界卫生组织（WHO）国际癌症研究中心的研究报告称，目前全世界发病率最高的癌症是肺癌，每年新增患者人数为 120 万；其次是乳腺癌，患者约 100 万；肠癌 94 万、胃癌 87 万、肝癌 56 万、宫颈癌 47 万、食道癌 41 万等。近年来，北京、上海、广州、合肥、南京等城市，肺癌死亡率已跃据群癌之首。中国肿瘤专家预测，在今后二三十年里肺癌的发病率将继续急剧上升，并持续为中国发病率及死亡率最高的恶性肿瘤。

最新的统计数字显示，目前北京市肺癌的发病率和死亡率居各种恶性肿瘤之首，其中男性发病率为 49.6/10 万，女性发病率为 34/10 万（男女之比为 1.46：1）。而在 5 年以前，这组数字分别为 34/10 万和 17/10 万。新发的肺癌病例数以每年 3％ 的速度增加。

全世界每年约有 140 万患者死于肺癌。国家卫生部公布的统计显示：目前全国肺癌死亡率达 30.83/10 万，比 30 年前上升了 465％，已取代肝癌成为首位恶性肿瘤死亡原因。目前因肺癌死亡占恶性肿瘤死亡总数的 22.7％，居我国肿瘤死亡原因首位。

英国结核杂志（*British Journal of Tuberculosis*）的一篇文章这样描述肺癌："再没有其他疾病可以让人们如此恐惧，也再没有其他疾病被人们如此的忽视。"在过去的 100 年间，肺癌已经从不引人注意而"偶然发生"的疾病，变成了癌症患者的第一杀手。有数据表明，全世界每年约有 140 万患者死于肺癌，每 30 秒钟就有 1 人死亡，死亡人数超过了乳腺癌、结直肠癌、前列腺癌死亡人数的总和。

2. 肺癌是一种什么病？

肺癌是一种常见的肺部恶性肿瘤，绝大多数肺癌起源于支气管黏膜上皮，所以也称为支气管肺癌。但也有少数癌肿起源于肺泡上皮或支气管腺体。由于受各种不利因素的影响，可引起正常气管黏膜上皮的过度增生，继之引起异常增生，这两种病变称为癌前病变。如果不良因素解除，癌前病变可逐渐逆转，成为正常细胞；反之，如果刺激因素持续存在，则可转化为早期癌（原位癌，即癌变不超过黏膜下层），继续发展则成为侵袭癌（图 3-1）。由于早期患者无症状，一般发现时 80％ 以上均为晚期。

癌肿在成长过程中一方面沿支气管壁延伸扩展，并穿越支气管壁侵入邻近肺组织形成肿块，另一方面突入支气管内造成管腔

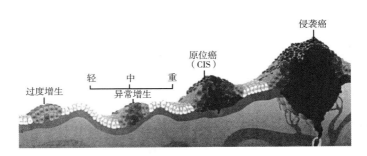

侵袭癌

原位癌（CIS）

轻　中　重

过度增生　异常增生

图 3-1　肺癌的演变过程

狭窄或阻塞。癌肿进一步发展播散则可从肺直接蔓延侵入胸壁、纵隔、心脏、大血管等邻近器官组织；经淋巴道血道转移到身体其他部位或经呼吸道播散到其他肺叶。癌肿的生长速度和转移扩散途径取决于癌肿的组织学类型、分化程度等生物学特性。

　　肺癌的分布情况：右肺多于左肺，下叶多于上叶。起源于主支气管、肺叶支气管的肺癌称为中央型肺癌；起源于肺段支气管远侧的肺癌，位于肺的周围部位者称为周围型肺癌。

3. 为什么会"谈癌色变"？

　　据卫生部全国肿瘤防治研究办公室统计显示，过去的5年，中国的肺癌患者增加了约12万人，发病年龄每5年降低1岁，每4个癌症死亡者中就有1人是肺癌患者。如不控制吸烟和空气污染，中国每年肺癌患者将超过100万人，成为世界第一"肺癌大国"。据卫生部2008年统计数据显示，中国每年肺癌的发病人数约70万，2/3患者发现时已失去手术根治机会，以致在1～2年内死亡。由于目前尚缺乏有效的根治手段，许多人认为，癌症就等于不治之症。所以，一谈起肺癌，就不禁会使人毛骨悚然。

4. 什么人会得肺癌？

　　肺癌的高发因素归结为环境因素、职业接触、吸烟、家庭烹调、绿色蔬菜摄入量不足、呼吸道慢性疾病和遗传因素等，其中吸烟仍是最危险的致癌因素。对于中国非吸烟女性肺癌高发的问题，专家分析说，市内的空气污染和既往的肺病史是她们不能幸免的原因。肺癌和吸烟的关系已众所周知，吸烟史 20 年以上的、20 岁以前就开始吸烟的、每天吸烟在 20 支以上的（所谓的"320"人群），只要有一条，都非常容易患上肺癌。在我国数亿烟民中，女性和未成年人吸烟者呈逐年上升趋势，由此导致女性及中青年人肺癌发病率上升。需强调的是，重度吸烟者是肺癌的高发人群，重度吸烟者得肺癌的概率比不吸烟者高 5.7 倍。

　　到目前为止的相关研究认为，吸烟与癌症的关系主要有如下 10 个事实。

　　（1）30％的癌症可归咎于吸烟，特别是肺癌、喉癌、口腔癌、食道癌，还可致膀胱癌、胰腺癌和肾癌。最致命的是肺癌和胰腺癌。

　　（2）长期吸烟者比不吸烟者的肺癌发病率高 10～20 倍，喉癌发病率高 6～10 倍，胰腺癌高 2～3 倍，膀胱癌高 3 倍，食道癌高 4～10 倍，血癌危险性增加 1.78 倍。

　　（3）如果每日吸烟 25 支以上，12％的人会患上肺癌。

　　（4）一些与吸烟者共同生活的女性，其患肺癌的概率要比常人高出 6 倍。

　　（5）江苏省肿瘤医院在收治的 1000 例肺癌患者中，发现 80％是长期吸烟者。女性吸烟者危险性更严重，是男性吸烟者的 1.9 倍。

　　（6）吸烟指数（吸烟年数 × 平均每天吸烟支数）超过 400 是一个危险信号。如一位男性，15 岁开始吸烟，每天吸 1 包，到不了 35 岁，可能就会得肺癌。

（7）全世界大部分国家中 90％ 的肺癌是由吸烟引起的，我国每 10 万人中有 35 人患肺癌。吸烟开始年龄越早，肺癌发生率与死亡率越高。若将不吸烟者肺癌死亡率设为 1.00 时，15 岁以下开始吸烟者其死亡率为 19.65，20～24 岁为 10.08，25 岁以上为 4.08。

（8）吸烟妇女患宫颈癌与卵巢癌相对危险度高。前者比不吸烟者高 4.4 倍，后者高 2.8 倍。家庭中被动吸烟比非被动吸烟者发生宫颈癌的相对危险度高 2.5 倍。

（9）吸烟 20 年以上的妇女患乳癌的危险性增加 30％，吸烟 30 年以上者这一危险增加 60％。吸烟者癌症发病比不吸烟者要早 8 年。

（10）吸烟者在戒烟后发生有益变化，5 年内比一般吸烟者（每天一包）肺癌死亡率下降或近于不吸烟者。口腔癌、呼吸道癌、食道癌发生率降到吸烟者发病率的一半。10 年内，癌前细胞被健康的细胞代替。戒烟 10 年以上肺癌发生率大致降到和不吸烟者相同。

据世界卫生组织报告，在所有因肺癌而死亡的患者中，85％～90％ 可归因于吸烟。全球每年有近 600 万人死于吸烟及吸二手烟。目前公众对二手烟造成健康危害的认识不足。调查证实，与吸烟者长期共同生活的人，患肺癌的概率会提高 25％，而长期被迫吸二手烟也明显增加患肺癌的危险。研究还发现，吸烟所致的肺癌对化疗药物不敏感，化疗有效率只有 30％～40％，同时对分子靶向药物也不敏感。

5. 肺癌有哪些症状？

（1）肺癌早期可无明显症状。当病情发展到一定程度时常出现以下症状：

①刺激性干咳、痰中带血或血痰、胸痛、发热、气促。

②当呼吸道症状超过2周，经治疗不能缓解，尤其是痰中带血、刺激性干咳，或原有的呼吸道症状加重，要高度警惕肺癌存在的可能性。

（2）当肺癌侵及周围组织或转移时可出现如下症状：

①癌肿侵犯喉返神经出现声音嘶哑。

②癌肿侵犯上腔静脉，出现面、颈部水肿等上腔静脉梗阻综合征表现。

③癌肿侵犯胸膜引起胸膜腔积液，往往为血性；大量积液可以引起气促。

④癌肿侵犯胸膜及胸壁，可以引起持续剧烈的胸痛。

⑤上叶尖部肺癌可侵入和压迫位于胸廓入口的器官组织，如第一肋骨、锁骨下动、静脉、臂丛神经、颈交感神经等，产生剧烈胸痛，上肢静脉怒张、水肿、臂痛和上肢运动障碍，同侧上眼睑下垂、瞳孔缩小、眼球内陷、面部无汗等颈交感神经综合征表现。

⑥近期出现的头痛、恶心、眩晕或视物不清等神经系统症状和体征应当考虑脑转移的可能。

⑦持续固定部位的骨痛、血浆碱性磷酸酶或血钙升高应当考虑骨转移的可能。

⑧右上腹痛、肝肿大、碱性磷酸酶、谷草转氨酶、乳酸脱氢酶或胆红素升高应当考虑肝转移的可能。

⑨皮下转移时可在皮下触及结节。

⑩血行转移到其他器官可出现转移器官的相应症状。

6. 肺癌的早期X线征象有哪些?

肺癌在早期，X线表现并不明显，只有到了中晚期，肺癌肿块增大，在X线平片上直接表现为肿块影，一般分为周围型和中央型。

早期肺癌X线征象：

（1）中央型肺癌：早期可无异常表现，但也可表现为：局限性肺气肿、阻塞性黏液潴留征、炎症性改变等，有时伴有肺不张、单侧肺门阴影增大。

（2）周围型肺癌：早期可无异常，也可有结节性孤立阴影、淡片状阴影，有时可见空洞形成，或网状或条索状阴影。

由于X线对早期肺癌不敏感，因此应该做CT检查，能早期发现病变进行诊断，以利及时诊疗。

7. 什么是肺癌的倍增时间？

肿瘤是局部组织细胞异常无限制地增生。倍增时间是指肿瘤体积或细胞增加1倍的时间，常常把球形病灶的直径增加25%所需的时间作为倍增时间，肺癌也是如此。由于良恶性结节的倍增时间存在差异，因此，结节的倍增时间可作为良恶性鉴别的一个辅助方法，通常恶性结节的倍增时间为40～360天，良性结节为小于1个月或大于16个月，但也有例外。一般认为，孤立性肺结节超过2年无变化时，定期随访即可，无需处理。而对于不同类型的肺癌，其倍增时间各不相同，小细胞肺癌倍增时间约为25～46天，肺鳞癌约为75～90天，大细胞肺癌约为120天，肺腺癌约为150～390天。当肺部占位病变的良恶性诊断有困难时，如果条件允许可观察其倍增时间以协助诊断。

8. 怀疑肺癌时，做胸部CT好还是磁共振好？

怀疑肺癌时，应首选胸部CT扫描。有人认为磁共振检查比

CT贵，效果会更好，其实不然。

胸部CT的优点：

（1）分辨率高，可发现小病灶。

（2）可清晰显示肿块性状，如部位、大小、形态、密度等，并可显示邻近组织情况。

（3）目前应用的CT机扫描速度极快，几秒钟即可完成全肺扫描，即使患者不能屏气也可进行扫描。

（4）能显示X线胸片不易显示的肿块，如肺尖部、脊柱旁或心后区、后肋膈角处等。

（5）增强CT扫描，可清晰显示纵隔、肺门淋巴结及肺血管情况。

（6）可行CT引导下肺穿刺活检，进一步明确诊断。

磁共振成像（MRI）检查是利用人体内的氢质子在磁场中相互共振，通过计算机来形成图像，可以任意角度扫描，最大的优势在做颅脑软组织、脊柱、椎管的检查。而肺部的气体较多，氢质子较少，因此核磁共振信号很弱，其对肺部的病变显示多不清晰，特别是对钙化不敏感。另外，为消除心跳和呼吸引起的伪影，需要在扫描时辅以心电门控和呼吸门控，扫描时间延长，整体扫描时间约在20分钟以上，远远超过CT扫描，很多患者不能耐受，因此，通常不建议采用。

9. 什么是PET-CT？

PET-CT即正电子发射断层显像（PET）和计算机断层成像（CT）的联合诊断设备，同时提供解剖显像和功能显像。

恶性肿瘤有一个共同的特性就是细胞代谢活跃。它是人体内的"强盗"，掠夺性的摄取营养，往往是肿瘤患者越来越瘦，可肿瘤却越长越大。葡萄糖是人体细胞（包括肿瘤细胞）能量的主要来源之一，因此恶性肿瘤摄取的葡萄糖远远多于其他正常组织。利用这一特性，在葡萄糖上标记上带有放射活性的元素氟 -18（^{18}F-FDG）作为显像剂，将此显像剂注入静脉内，在体内循环，转变为 6- 磷酸 -^{18}FDG 后，不参与葡萄糖的进一步代谢而滞留在细胞内。因此，肿瘤细胞内可积聚大量 ^{18}F-FDG，经 PET 显像可以检测到体内 ^{18}F 分布情况，从而显示肿瘤的部位、形态、大小、数量及肿瘤内的放射性分布。

^{18}FDG 在肿瘤局部的异常浓集，是恶性肿瘤的重要标志。^{18}FDG 异常浓集在恶性肿瘤诊断中的灵敏度为 90％，特异性为 93％，明显高于同组 CT 检查的比较结果。对某些缺少病理资料的患者，可根据 PET 的结果，若有 ^{18}FDG 异常，且靶 / 本比值＞ 5，应积极按照癌症治疗。

PET/CT 一次显像能同时获得 PET 与 CT 两者的全身各方向的断层图像，它便于病灶的准确定性和精确定位，便于一目了然了解全身的整体状况，这对肿瘤等全身性疾病的诊断、分级分期和治疗方案的制订以及肿瘤原发病灶的寻找和转移与复发的诊断尤为有利。

10. 肺癌的患者是否都要做PET-CT？

PET-CT 既可用于肺癌的诊断，也可用于判断肺癌的疗效。

（1）肺癌的诊断

①肺内良恶性肿瘤或其他病变的诊断和鉴别诊断。

②肺癌的分期和再分期。

③肺内转移癌寻找肿瘤原发灶。

（2）肺癌的疗效

①肿瘤生物靶区放疗计划（TPS）定位。

②肿瘤化疗和放疗后疗效评估。

③肿瘤治疗后坏死、纤维化与残留或复发的鉴别。

11. 痰脱落细胞检查对肺癌诊断有意义吗？

这是一种无痛苦、简便、有效的方法。对于放射学可见的病灶，3 次痰细胞学检查的检出率可达 80％～90％；假阳性不超过 1％。一般认为中心型肺癌痰检的阳性率较周边者高。小细胞肺癌细胞学诊断与病理学诊断的符合率最高，其次是鳞癌。腺癌的符合率最低。主要是某些低分化腺癌、鳞癌和大细胞未分化癌在鉴别上有一定的难度，有时很难定型。如能将痰积在一起，再进行液基成像或离心沉淀后，痰检阳性率会大大提高。必要时可进行免疫组化或基因分析等检查，提高阳性诊断率。

12. 什么是肿瘤标志物，有何意义？

肿瘤标记物检测：在常见肿瘤中肺癌的标记物最多，包括蛋白质、内分泌物质、酶、肽和各种抗原物质。

癌胚抗原（CEA）在各种类型肺癌中均有升高，但以腺癌升高最明显。可溶性膜抗原 CA-50、CA-125、CA-199 对鳞癌诊断有一定的价值，神经元烯醇化酶（NSE）主要用于小细胞肺癌的诊断。其他如抗胰蛋白酶（AAT）、胎盘碱性磷酸酶（PAKP）、淀粉酶、芳香烃羟化酶（AHH）、磷酸己糖异构酶（PHI）和乳酸脱氢酶的同工酶（LDH-5、LDH-3）以及谷胱甘肽 S- 转移酶等都有一定价值。一般肿瘤标志物升高 2 倍以上才有诊断价值。就目前而言，组织细胞学检查仍是肺癌诊断的黄金标准，肿瘤标记物检测只能作为观察病情变化的指标。

13. 呼吸内镜有哪些种类，应用范围是什么？

呼吸内镜分为支气管镜、胸腔镜和纵隔镜（见表 3-1）。

表 3-1 呼吸内镜的种类及应用范围

呼吸内镜种类	应用范围
纤维支气管镜	气道及肺内疾病
电子支气管镜	气道及肺内疾病
硬质支气管镜	气道及肺内疾病
胸腔镜	
内科	胸腔及肺内疾病
科	胸腔及肺内疾病
纵隔镜	纵隔疾病

由早期的纤维镜发展到现在的电子镜，图像更加清晰、稳定。由单一的支气管镜，发展到胸腔镜、纵隔镜。支气管镜家族逐渐庞大，由普通支气管镜发展到超细支气管镜、治疗型支气管镜、荧光支气管镜、超声内镜、窄波光支气管镜等。硬质支气管镜也发展为电视辅助的图像系统，在插管的末端有各种操作孔，便于连接呼吸机和进行各种操作，被称为通气支气管镜，同时也完善了操作配件。胸腔镜也有内科和外科之分。内科胸腔镜主要用于胸膜腔疾病和肺部疾病的诊断和简单的治疗，而外科胸腔科则可进行肺叶切除、淋巴结清扫等复杂手术。纵隔镜主要用于纵隔内疾病的诊断和治疗。

14. 什么样的患者需做支气管镜检查？

支气管镜检查不仅可用于气道内疾病的诊断，也可用于肺内病变、纵隔病变和胸膜腔病变的诊断，检查范围较前已明显扩大（见表 3-2）。

表 3-2　支气管镜在诊断中的应用

应用范围	评价疾病
①评价症状	不明原因的咯血或咳嗽、局限性喘鸣
②评价支气管腔内疾患	肿瘤、异物、狭窄、瘘管、痰栓、烧伤、气管软化、纵隔内或肺门肿瘤或淋巴结肿大等
③评价胸片异常的疾患	肺占位、局限性或弥漫性渗出性病变、肺不张、胸腔积液、气胸等
④胸膜腔疾病	胸腔积液，胸膜占位、气胸
⑤纵隔疾病	纵隔内或肺门肿瘤或淋巴结肿大

15. 荧光支气管镜检查能发现早期肺癌吗？

　　根据肺癌的发病过程，可分为癌前病变（过度增生和异常增生）、原位癌和浸润癌（图 3-1）。普通气管镜检查难以发现癌前病变，对早期中央型原位鳞癌，也只有 29％的患者能被有经验的气管镜学家发现。近年研制的自发荧光检查可以发现癌前病变和原位癌，为肺癌的早期诊断带来了福音。

　　自发荧光支气管镜就是利用细胞自发性荧光和利用电脑图像分析技术开发的一种内镜，可显著提高气管黏膜早期癌变的诊断率和定位诊断，是对传统内镜检查的技术突破。正常组织得到绿色荧光图像，黏膜肥厚造成荧光减弱的肿瘤性病变得到深红色荧光图像，提高了肿瘤性病变的识别能力（如图 3-2 所示）。

　　那么，哪些患者应该做荧光支气管镜检查呢？根据专家们的建议，如下患者适合：

　　（1）如果痰细胞学有中至重度不典型增生，或 6 个月内胸片无病灶但怀疑有癌变者。

　　（2）肺癌高危人群的普查，如吸烟年龄小于 20 岁，每天吸烟

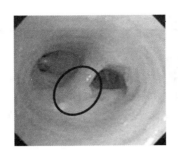 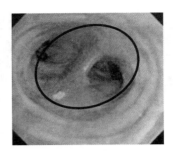

（a）普通电子支气管镜发现黏膜右中叶后壁黏膜不规则隆起，病变边界不清

（b）荧光支气管镜可见病变区呈深红色，边界清楚，病理活检为鳞癌，手术切除后痊愈

图3-2　普通支气管镜与荧光支气管镜的比较

超过20支，吸烟年数超过20年，近期又有久治不愈的咳嗽、咯血和胸痛等症状。

（3）高度怀疑肺癌的患者，确定病变部位，指导活检。

（4）早期（Ⅰ、Ⅱ期）肺癌患者术后，怀疑复发者。

（5）监测气管内肿瘤的治疗效果，指导腔内肿瘤治疗的定位。

总体而言，每个患者的诊断率可提高37%～75%，每个活检区的诊断率可提高25%～67%。

自发荧光支气管镜不但有助于发现早期病变，还有助于确定病灶部位，指导治疗。据日本报道，自发荧光支气管镜检查所见的早期气管－支气管癌，用光动力治疗（PDT）治愈率可达92%以上。我国吸烟人群庞大，肺癌高危人群众多，如有临床不适，应尽早行荧光支气管镜检查。

16. 什么是支气管超声内镜？哪些患者需做超声内镜检查？

经支气管镜超声内镜检查（EBUS）是应用高频超声探头对

气道周围的组织进行成像，可以排除骨骼、肺气的干扰，能够清晰显示气管腔外的结构，明确肿物、淋巴结和血管的位置和相互关系。

气道内超声检查系统由气道内镜、探头、超声仪和图像记录设备组成。

如下患者可进行 EBUS：

（1）肺门和纵隔肿物或肿大淋巴结有待确诊或进行肺癌分期，发现病灶后可测量其大小，辨别其性质如实性、囊性或血管性；了解病灶与纵隔结构的关系，决定是否有手术指征；经气道内超声定位引导后经支气管进行针吸活检。

（2）气道外压性改变：鉴别外压原因是肿块、淋巴结、胸水还是异常扩大的心血管腔室。

（3）气道黏膜下病变：评估肿瘤在气管支气管壁浸润的深度。在分辨气管支气管壁层次方面，气道内超声优于其他影像学检查方法。普通支气管镜检查常常低估黏膜下扩散，气道内超声可弥补这一不足，检查时将探头缓慢向近端大气道、隆突方向移行，可了解肿瘤在黏膜下的扩散范围、与隆突的距离，帮助预计手术切除线，避免手术切除不全的问题。

（4）气管腔内病变的治疗：拟行气道内介入治疗的患者。

对严重心肺功能不全、有出血倾向和不合作者不宜行 EBUS。

17. 什么样的患者需做胸腔镜检查？

胸腔镜诞生于 20 世纪初，已有 100 多年的历史，对胸腔疾病的诊断和治疗都有很大的价值。根据临床需要，可分为内科胸腔镜和外科胸腔镜。

内科胸腔镜是在局部麻醉下将光学内镜通过穿透胸壁的戳卡

（Trorca）套管，在直视下观察胸膜腔的变化并可进行胸膜壁层和（或）脏层疾病的诊断与治疗。

操作步骤：手术时患者取健侧卧位，上肢上举。取患侧腋前线或腋中线第 4 ~ 8 肋间为切口部位。2％利多卡因局部麻醉，沿肋间隙做约 1cm 切口，钝性分离至肌层，用专用戳卡由切口垂直插入胸腔。将胸腔镜插入套管并进入胸膜腔，进行检查和治疗。术毕，自切口留置闭式引流管。术后 24h 观察生命体征的变化。肺复张后夹管 24h，复查胸片无气胸即可拔管。

（1）内科胸腔镜检查的诊断指征

①原因不明的胸腔积液。

②胸膜占位性病变。

③气胸。

④肺癌的分期。

⑤弥漫性肺部疾病。

⑥肺外周性病变的诊断。

外科胸腔镜：胸腔镜外科手术（电视辅助胸腔镜手术，VATS）使用现代电视摄像技术和高科技手术器械装备，在胸壁套管或微小切口下完成胸内复杂手术的微创胸外科新技术，被认为是 20 世纪末胸外科手术的重大进展，是未来胸外科发展的方向。

电视胸腔镜手术和常规开胸手术完全不同。通常是在胸壁上切 3 个 1.5cm 的小孔，不需切除肋骨。医生用特殊的手术器械通过 3 个小孔完成手术，所有这些操作都可以在电视上看到，这就等于将医生的眼睛伸到了患者的胸腔内进行手术操作。所以，手术视野、病变显现、手术切除的范围以及安全性甚至好于开胸手术。电视胸腔镜手术对医生的要求更高更严格，必须经过专门的胸腔镜手术培训，并能及时正确处理术中遇到的各种并发症。

VATS 检查适应证：

（1）病变位于肺的周边，贴近胸壁，经纤维支气管镜和经皮肺穿刺未能找到肺癌细胞或无病理学依据。

（2）不适合手术的可疑肺癌患者，治疗上需要病理学诊断依据者。

（3）疑诊断为纵隔型肺癌者。

（4）肺癌患者胸腔内纵隔淋巴结肿大性质难定者。

因肺癌的诊断及准确客观的临床分期对制定相应的治疗方案及预后估测，提供依据，因此胸腔镜意义重大。

胸腔镜应用可以更准确进行肺癌临床分期及肺癌患者预后的估测，因肿瘤的分期和淋巴结的转移密切相关。准确的 TNM 分期对肺癌的治疗十分重要。目前，肺癌分期主要包括临床分期、病理分期和分子分期等。但是，临床分期不够准确，与外科病理分期相比仍然存在误差。依靠常规的 X 线、CT、MRI、痰细胞学等检查，部分患者得不到及时准确的诊断和明确的病理分期，使病情延误，失去了最佳治疗时机。临床实践表明，术前胸腔镜探查可以直接显示并作出病理诊断，可明显提升肺癌 TNM 分期的准确率，是目前肺癌最准确的 TNM 分期方法。明确肿瘤的分期，就可以提供最佳的治疗方法。国外许多医学中心目前已将术前胸腔镜检查作为肺癌的常规分期方法和诊断金标准。术前胸腔镜在肺癌外科分期逐渐显示其优越性，在肺癌分期多学科治疗中发挥重要作用。胸腔镜在肺癌分期中的普及应用，对于提高我国肺癌诊断、治疗和研究的水平有很大的帮助。

此外，对于晚期肺癌患者，往往采用化疗、放疗、物理等多学科治疗，采用胸腔镜探查技术，可以动态观察肿瘤的发展，评价疗效。

胸腔镜术前应用能正确判断淋巴结的转移程度和肿瘤的分期，对于指导手术和后继治疗都有很大的帮助。通过胸腔镜探查，还可减少不必要的传统开胸探查，同时，胸腔镜可提供清晰视野，清楚地显示微小胸膜转移灶，精确地判断肿瘤大小、质地、活动度及其与周围的关系，且可用肉眼观察病灶、肺门及纵隔淋巴结，区分肿瘤与重要脏器的粘连程度，很好地判断肿瘤的可切除性，降低传统手术探查率。术前胸腔镜在肺癌诊疗分期中占据越来越重要的地位。

胸腔镜在肺患者治疗中有广泛发展前景。胸腔镜属于微创技术，也是临床发展的趋势，相信不久的将来会成为肺癌分期的常规诊疗手段，甚至"金标准"。对于胸腔镜淋巴结活检没有转移的患者，可以避免肺叶切除，无论心理、身体上，患者都受益于胸腔镜微创技术。

18. 哪些患者需行纵隔镜检查？

电视纵隔镜手术是胸部微创外科的重要组成部分，因其具有创伤小、操作简单、安全可靠、取材满意等优点，迄今为止，其仍是纵隔疑难疾病诊断和治疗及肺癌治疗前病理分期的重要检查方法。

电视纵隔镜是在普通纵隔镜基础上加装一个光学内窥镜和一套电视显像系统及纵隔镜专用冷光源。操作时采用全麻、单腔螺纹气管插管；患者取仰卧位，于胸骨切迹上一横指做 3cm 横切口，切开颈阔肌，沿颈白线分离至气管软骨环，再用食指沿气管前间隙向下钝性分离，向隆突下延伸。在气管前建立纵隔血管后"隧道"，感觉有足够空间后自该"隧道"置入纵隔镜。

纵隔镜诊断范围限于气管周围的病变，因此，位于气管前、气管两侧、拐角区、隆凸下的病变均可进行纵隔镜手术。

（1）适应证

①肺癌患者的术前临床分期。

②原因不明的纵隔肿大淋巴结或肿物的诊断。

（2）禁忌证

绝对禁忌证：

①严重的贫血或凝血功能障碍。

②主动脉瘤。

③心肺功能不全。

相对禁忌证：

①上腔静脉梗阻。

②严重气管偏位。

③血管畸形。

④纵隔纤维化。

⑤伴有严重颈椎病或胸廓畸形者。

纵隔镜检查常用于肺癌的分期，特别是对胸部 X 线片或 CT 扫描发现有肿大的淋巴结患者。一些医生认为所有肺癌患者均应行有创性分期检查，而另一些认为仅用于影像学上发现有异常淋巴结的患者，同时纵隔镜检查可用于诊断纵隔肿块或对有淋巴瘤或肉芽肿病变患者行淋巴结取样。对肺癌患者，经气管镜或穿刺无法了解病理类型时，可直接通过纵隔镜活检，了解病理类型而指导治疗，尤其对于小细胞肺癌，纵隔镜的应用更有价值。

近年来，随着新辅助治疗方案的提出，人们对于肺癌治疗前诊断及分期的准确性日益严格；同时人们对于 CT 和 PET 等检查在肺癌分期中局限性的逐步认识，淋巴结转移范围是肺癌定期和预后估计的根据，转移常是预后不良的征象，所以纵隔镜手术在明确肺癌纵隔淋巴结分期、实现肺癌规范化治疗中的价值正日益受到人们的重视。

电视纵隔镜的镜管像"鸭嘴式"，长 16cm，可更好地显露纵隔内结构：

（1）颈部纵隔镜：又称为标准或传统纵隔镜术，最常用。纵隔镜观察的重点区域是气管前区、气管右侧区、气管支气管区和隆突下区。气管左区由于左颈总动脉和主动脉的关系而应视为危险区。

（2）胸骨旁纵隔镜：又称前侧纵隔镜术，主要用于肿大的第5（主肺动脉窗）、第6（主动脉旁）组淋巴结活检，评估肺门肿瘤的可切除性，穿刺活检失败的前纵隔肿物的活检以及上腔静脉综合征的诊断，尤其是对于左侧肺癌的病理分期和诊断困难的纵隔型肺癌，提供了最好的微创诊断方法。

总之，纵隔镜检查首先可以确诊纵隔型肺癌，并可除外其他恶性肿瘤如恶性淋巴瘤、淋巴结转移癌等，或某些良性疾病如结节病、纵隔淋巴结结核、巨大淋巴结增生症和矽肺等；其次当中心型肺癌伴肺炎及纵隔淋巴结肿大时，影像学难以确定它们的性质，是转移还是炎性反应性增大，经纵隔镜活检可明确诊断和鉴别诊断。故纵隔镜检查常用于肺癌患者，以了解纵隔淋巴结有无转移，这一检查对肺癌的诊断、治疗和预后较对其他器官的恶性肿瘤更为重要。

近年来由于气管内超声内镜技术的发展，很多需纵隔镜检查的病变通过 EBUS 亦能明确诊断，大大减轻了患者痛苦。因此，只有在 EBUS 无法操作的部位或没能明确诊断的病变，才会考虑行纵隔镜检查。

19. 怎样诊断肺癌？

对初步诊断的病例，需遵循以下程序：

（1）X 线阴性，痰检阴性

①凡无症状但具有三大高危因素（男性、年龄 ≥ 45 岁和吸

烟＞400支/年）应半年进行X线摄片或胸部CT和痰液细胞检查。

②凡有咯血或/和干性呛咳，伴有三大高危因素者应反复进行痰细胞学检查，同时给予规则抗感染治疗；可以考虑做支气管镜检查。如反复痰检或镜检仍阴性，应每3个月复查1次，坚持1年。

（2）X线阴性、痰检阳性

①排除上呼吸道和食管癌肿。

②进行支气管镜检查，争取窥及亚亚段，遇可疑的局部黏膜增厚、粗糙或有血迹，须在该处作刷检、冲洗或穿刺支气管壁黏膜寻找癌细胞。如发现局部有高低不平或粗糙明显，应在荧光支气管镜引导下取活检。

③进行胸部低剂量螺旋CT检查，注意小结节灶的检出。

④如经以上检查均未能发现病灶，仍应每3个月复查痰液、CT和支气管镜检查。

（3）X线阳性、痰检阴性

①有段、叶性肺炎或阻塞性肺炎，怀疑为中央型肺癌者应做支气管镜检查（包括荧光支气管镜和超声内镜），并反复取活检，直至明确诊断。

②肿块或结节病变应作胸部CT。有条件者可行经支气管肺活检（TBLB），或经皮肺活检，或抽吸作细胞学诊断。

③连续痰检至少12次。

④反复痰检仍为阴性，而X线高度怀疑肺癌时，应做剖胸探查活检。

（4）X线阳性，痰检阳性

①积极做手术前准备。

②疑有区域淋巴结肿大时，应作CT或MRI，同时行超声内镜和经支气管淋巴结针吸活检（TBNA），腹部B超、骨同位素扫描等，以利制订治疗方案。

20. 怎样预防肺癌的发生？

肺癌的预防分为三级预防：

（1）一级预防：针对病因，主要是控制吸烟，改善环境，发展劳动卫生，降低专业性肺癌的发生率。通过饮食预防和患者预防。

远离烟草，在防治肺癌中发挥着重要作用。长期吸烟后，肿瘤的"种子"早已在人体的"土壤"里生根发芽，而解决的办法就是尽早戒烟，改良种子生长的土壤。

国内外大量研究结果均建议肺癌患者接受戒烟治疗。相关研究提示65岁早期肺癌患者继续吸烟和戒烟者的5年生存率分别为33％和70％，局限期小细胞肺癌患者5年生存率则分别为29％和63％。显然，戒烟永远不会太迟，即使已患了肺癌，戒烟后依然会对预后有很大影响。大量的流行病学研究结果表明，戒烟可导致肺癌发病率的下降。《英国医学杂志》的一项研究报告指出，男性在75岁前戒烟，死于肺癌的"累计风险"为16％，而在30岁前戒烟的"累计风险"不足2％，即使人到中年才戒烟，同样能减少患肺癌的风险，可见戒烟还是越早越好的。近些年来美国、英国、荷兰等一些欧美国家，随着限制吸烟的法律和条例的实施，男性肺癌死亡率已处于稳定或下降状态。其中美国近30年来男性人群的吸烟率有明显降低，其结果是近年来肺癌的发生率曲线已表现有下降趋势，但相反女性肺癌发生率则有所上升，这显然与近年女性人群吸烟率的上升有关。

据一项对戒烟的追踪随访调查：戒烟后，肺癌发病率呈逐渐下降趋势。戒烟3年内，肺癌发病率下降约为1/10；戒烟6年后，肺癌发病率下降一半以上；戒烟15年后，与不吸烟者的肺癌发病率相近。重度吸烟者（每日15支香烟以上）在减少一半吸烟量后发生肺癌的危险性明显下降，终止吸烟后则肺癌的死亡率会下降，戒烟10年以上肺癌的发生率大致会下降到和不吸烟者相同。而停止吸烟则可能延长生存期并降低肺癌的复发率。由于不吸烟者所患的肺癌有一些全新的病理特征，在对一些疗法的反应上，特别是近年来兴起的一些靶向治疗药物，治疗效果更好。

（2）二级预防：主要是通过肺癌的筛查，做到早发现、早诊断、早治疗。

（3）三级预防：着重于临床治疗方面。就是患病后，经过综合治疗，获得比较好的效果，降低复发和转移的机会。通过康复，姑息、止痛治疗、心理治疗，营养、锻炼支持，尽量提高患者的远期生存率，提高生活质量。

肺癌虽然可怕，但可防可治。专家建议，通过改变不良生活方式可以有效地预防肿瘤，通过健康体检和筛查项目可以早期发现肿瘤，通过规范化的诊疗行为更好地治愈肿瘤，通过现有的诊疗手段在提高肿瘤治疗效果的同时，能最大限度地保证患者的生活质量。

随着靶向治疗和综合治疗的广泛开展，肺癌也在向慢性病方向发展。将来，治疗肺癌也和其他良性疾病一样可以通过各种手段控制疾病发展。

21. 肺癌有哪些转移途径？

肺癌转移有4条途径：

（1）直接扩散：管腔内的癌肿不断增长，可阻塞支气管，引起阻塞性肺炎或肺不张，同时癌肿还向支气管外的肺组织内扩展。靠近肺外围的肿瘤可侵犯胸膜和胸壁，中央型或靠近纵隔的肿瘤更可侵犯大血管、心脏等其他器官。

（2）血行转移：癌细胞随肺静脉回流到左心后，可转移到体内任何部位，常见转移部位为肝、脑、肺、骨骼系统、肾上腺、肾和胰、皮下组织等，这是肺癌的晚期表现。

（3）支气管内播散：细支气管和肺泡壁上的癌细胞很容易脱落，癌细胞可以经支气管管道扩散，甚至到邻近的肺组织中，形成新的癌灶。

（4）淋巴转移：肺的淋巴引流有一定的规律，右肺上叶流向右肺门及右上纵隔淋巴结。右肺中叶流向中、下叶汇总区淋巴结，隆突下及右上纵隔淋巴结。右肺下叶引至中、下叶汇总区，隆突下，下肺韧带以及右上纵隔淋巴结。左肺上叶引至主动脉弓下淋巴结、左前上纵隔淋巴结。左肺下叶淋巴流向上下叶汇总区，隆突下以及跨越纵隔到右上纵隔淋巴结。淋巴结的转移部位，决定着肺癌的临床分期，对治疗有重要的参考价值。

因此，临床上除需明确病理诊断外，还要明确有无远处血行和淋巴转移，以决定临床分期，利于确定治疗方案。

22. 如何诊断肺癌脑转移？

脑转移性肿瘤实际上是最常见的颅内肿瘤，在数量上超过了原发性脑肿瘤。成人脑转移性肿瘤常见的原发部位依次是肺、乳腺、胃肠道、泌尿系统和皮肤。肺癌是最常见的颅内转移性肿瘤，肺癌患者脑转移的发生率为17％～57％，占颅内转移瘤的40％～70％。肺癌颅内转移以小细胞肺癌为最多，依次为未分化大细胞癌、腺癌、鳞癌。未分化癌约占59.9％，腺癌约占25.4％，鳞癌约占13.7％。小细胞肺癌在确诊时有约10％的患者同时有脑转移，经治疗后生存2年以上的患者则脑转移发生率高达80％。

（1）肺癌脑转移的途径

①肺组织血供和淋巴非常丰富，肺癌细胞一旦侵入临近小静

脉、毛细血管或淋巴管形成瘤栓，极易经血液循环到达远处器官形成转移，以肺腺癌和小细胞肺癌最常见；鳞癌因易浸润性生长，相对较少发生远处转移。但其他部位癌都必须循静脉先进入肺循环，经过肺部毛细血管网的过滤作用，大部分癌栓子都停留在肺部被溶解或生长。

②肺癌细胞经左心侵入大循环，分散至全身各部位，但由于脑的血供量大，约占全部血循环的 1/6 ～ 1/4，所以脑部得到癌栓的机会较多，容易停留在 3 根主要脑动脉（大脑中、后、前动脉）的终末支，尤其是大脑中动脉的终末支，因此肺癌脑转移最常见的部位为额叶、顶叶、颞叶等处。幕上转移约占 80％，而以灰白质交界处及灰质内好发。

③国外专家 Nicolson 认为肺组织中存在较多的由转移性糖蛋白组成的旁分泌因子，它刺激转移癌细胞生长，脱落后随血循环达脑部。由于肺血管与椎静脉之间常有吻合支，故更易转移至脑。

④肺为活动性器官，胸腔压力的改变、咳嗽等因素，均可促使癌细胞脱落进入血循环与发病有关。

（2）肺癌脑转移的临床表现

肺癌脑转移的典型临床过程是多数患者首先出现原发癌瘤的症状，如咳嗽、咳血、胸痛等，间隔若干时间后出现神经系统症状。也有不少患者先出现神经系统症状或二者同时出现，少数患者仅表现为神经系统症状。确诊原发癌瘤与脑转移瘤之间的间隔期的长短与原发癌的病期、病理类型、患者的一般状况、治疗及治疗效果等有关，50％病例确诊原发肿瘤与脑转移瘤的间隔期少于 1 年。

60％以上脑转移瘤有症状和体征。大多数脑转移患者的临床表现与肿瘤的发生部位及占位效应有关，症状的出现常较隐蔽但进展很快，呈亚急性起病。慢性发病则以头痛、精神症状为主。约10%患者以突发的脑卒中样发作为首发症状，多为瘤内出血、肿瘤栓塞、肿瘤坏死、液化及囊变等使肿瘤体积迅速增加所致。常见的症状有头痛、呕吐、肢体乏力、精神异常、癫痫、视力改变、失语、共济失调等。

头痛为最常见的症状，且常为首发症状，约50%患者的早期症状为头痛。头痛可由肿瘤直接侵犯、压迫或颅内压增高引起。由于肿瘤体积超过了颅腔内容物的代偿能力、脑水肿等，导致颅内压增高。颅内压增高的典型症状是头痛、呕吐、视觉障碍三联征。

此外，患者往往有脑膜刺激征，表现为颈部疼痛。头痛的部位常与转移灶所在部位一致，局限性头痛有定位价值，但不可靠。早期颅内压尚在可代偿阶段时，可仅有头昏或轻微头痛，持续时间由几分钟至数小时，有夜间或清晨加重现象，可自行缓解。随着病情进展，头痛渐趋明显，呈持续性。头痛因蹲下、用力、说话、咳嗽、大便等加重。常伴恶心、呕吐。当颅高压进一步发展，将出现注意力不集中，精神恍惚，嗜睡，定向力障碍，可能出现局灶性症状，甚至发生去大脑强直。

精神障碍：约30%的脑转移患者伴有精神异常，多见于转移瘤累及额颞叶或伴有广泛脑水肿者。脑转移初期可能仅表现为头昏头晕，情感淡漠，记忆力减退，反应迟钝，情绪不稳，畏光，怕噪音，易激惹，警觉性减低，定向力缺失等。部分患者有焦虑不安、性格改变等，后期出现嗜睡、昏睡、昏迷等意识障碍。

10%脑转移瘤患者以癫痫为首发症状，可以是局限性癫痫、颞叶癫痫或全身性癫痫发作。癫痫发作尤多见于幕上结构转移瘤。应注意的是，肺癌患者出现的精神症状也可能由异位内分泌而引起。局灶性症状的表现取决于受累的颅内结构，其特征是逐渐的、进行性的神经功能丧失。局灶性症状常见于颅内压增高症状出现后，但有约25％患者局灶性症状先于颅内压增高症状之前出现，特别是额、顶叶转移瘤。约40％脑转移患者出现肌力减退，如一侧上肢握力稍差、下肢乏力等，这些症状轻微，易为患者或家属甚至临床医师忽视。偏瘫多出现于幕上脑转移的患者，也可由肿瘤邻近脑组织水肿所致，故应用肾上腺皮质激素后部分病例可迅速恢复。幕下转移瘤则以眼球震颤、共济失调等小脑病征多见。此外，还可有颅神经受累等症状。

（3）肺癌脑转移的诊断

根据患者原发肺癌肿瘤病史，临床症状、体征以及有关特殊检查如计算机断层扫描（CT）或磁共振成像（MRI）等发现颅内占位性病灶，排除原发脑肿瘤和其他肿瘤，临床诊断肺癌脑转移可成立。脑转移多发生于治疗后一年内。有肺癌病史者，出现颅内压增高和精神神经症状，首先应考虑颅内转移瘤。在肺癌诊治中应注意询问有否颅内转移临床症状并进行相应的神经系统检查。若有异常应进一步做CT或MRI检查。以往无肺癌或全身其他部位肿瘤史的中年以上患者，急性或亚急性发病，有颅内占位病变表现，病情进展较迅速者也应考虑脑转移瘤的可能，必要时应进一步做CT或MRI检查，以协助诊断。

此外，对于部分被误诊为原发脑瘤而术后病理诊断为转移癌的患者，应进一步检查寻找原发病灶，特别是肺。脑转移的诊断主要依靠影像学。在CT普遍使用之后，脑转移的发现已大大提前。目前常用CT和MRI来确定脑转移瘤的大小、数目、部位及侵犯范围，并用于鉴别诊断、评估治疗的反应及并发症、脑转移可能出现的并发症、术前检查以及随诊等。

①CT检查是目前诊断脑转移瘤最常用手段之一。注射造影剂

增强扫描可使病灶更加清晰，能清楚显示转移瘤的大小、部位及数目。

②MRI 目前诊断脑转移的最佳检查手段，MRI 与 CT 相比有更佳的软组织对比度以及可多平面多方位显示的优点，可更好地分辨颅内的解剖结构。所以 MRI 较 CT 更易于早期发现脑转移，早期转移灶在 CT 未出现异常时 MRI 即可显示。MRI 可更好显示多发灶，很多 CT 扫描单发者，经 MRI 诊断为多发，且增强后常发现病灶更多，瘤体更大。特别是对幕下转移瘤，MRI 较 CCT 更易作出诊断。

③其他检查，如立体定向穿刺活检虽为有创性的检查，但在 CT 引导下可准确地对肿瘤部位进行穿刺，获得病理学证据，排除原发颅内肿瘤，避免误诊误治。另外，如原发肿瘤已治愈多年，颅内孤立性病灶难以排除转移癌，或颅内占位性病灶诊断不明者，也可在经选择的条件下行手术探查确诊。放射性同位素检查等对于颅内肿瘤的诊断也有一定的参考价值。

（4）鉴别诊断，诊断肺癌脑转移瘤时应注意与原发性脑瘤、脑脓肿及脑血管病等鉴别，以免误诊为转移瘤。以神经系统症状为首发表现，影像学检查发现单发占位性病灶，需排除原发性脑瘤。有时需经立体定向穿刺活检或手术后病理检查或脑血管造影才能作出明确诊断。

23. 如何诊断肺癌肝转移？

肺癌患者体内癌细胞侵犯血管、进入人体血液循环后即可能伴发血行转移，多经肝动脉转移到肝脏。肝转移癌灶形态多变，其数目、大小及部位极不一致。多为几个结节甚至弥漫性散在生长，少则一或两个微小结节。转移癌结节可位于肝脏中央或肝脏表面，可伴有出血、坏死、囊性变、钙化等。转移癌结节外观多呈灰白色、质硬，其病理组织学成分多与原发肺癌相同。

肺癌肝转移患者除有原发肺癌刺激性干咳、咯血、胸部疼痛等症状外，还可出现腹胀、食欲减退、乏力、体重下降、肝脏肿大、上腹肿块、肝区疼痛等，严重者出现腹水、黄疸、恶液质等。

肺癌肝转移主要通过医学影像学检查做出诊断：

（1）腹部彩色超声：为临床诊断肺癌发生肝转移及治疗后随诊的首选方法。彩色超声检查多见强回声型影像，可表现同心环样分层现象，边缘弱回声晕带，称"牛眼征"。一般 1 ～ 2cm 以上肝转移癌灶均可能显像，总的临床诊断准确率可达 90％。

（2）腹部计算机断层摄像（CT）：目前已成为诊断肺癌肝转移的常规检查方法。CT 平扫肝转移癌灶边界较清，多为低密度类圆形，个别为不规则或分叶状，只在癌灶内有新鲜出血或钙化后才表现为高密度。肺癌肝转移癌灶多是少血供的，较大癌灶因供血不足可发生坏死或囊性变，中心密度低于边缘部分。增强早期（动脉期像）肝转移癌灶密度高于周围肝组织，但短时间内密度随即降低，中央密度可以很低，"牛眼征"更为明显，"环状"强化更为清晰。可检出 1 ～ 2cm 或更小的转移性癌灶，其敏感度可超过 90％。

（3）核磁共振成像（MRI）：肺癌肝转移表现为边界清楚，信号强度均匀或强弱不等的多发或单发病灶，可呈现"靶征"或"亮环征"，其敏感性与 CT 相近。

（4）选择性腹腔动脉或肝动脉造影：常可显示出 1cm 或更小的肝转移癌灶。随着非侵入性医学影像学的发展，其在诊断肺癌肝转移应用有所减少。对肝内占位性质难以确定、病灶较大、边界欠清、怀疑肝内有卫星转移癌灶者，仍可考虑行选择性动脉造影，以进一步明确诊断及超选择性动脉灌注化疗、栓塞治疗。

（5）正电子发射计算机断层显像（PET）：在无创性医学影像

诊断技术中，B超、CT、MRI等可得到被检查部位的断层图像，可以显示出病变形态、大小以及相关的解剖关系及解剖细节，称之为解剖显像。而PET获得的断层图像主要反映组织/细胞的代谢信息，可以直接对人体进行生理、生化的代谢研究，在肿瘤发生早期，即在其病理变化之前就可能发现肿瘤存在，称之为代谢图像。随着其技术的迅速发展和日趋完善，现已成为所有医学影像诊断技术中最先进的一种，临床对于诊断肺癌肝转移癌灶定位、定性具有重要意义。但因其价格昂贵，目前尚不能普遍应用，只能作为一种特殊的检查方法。

24. 如何诊断肺癌骨转移？

肺癌出现远处转移时，近30％～60％为骨转移，一旦发生骨转移，其中位生存时间只有7个月。因此，早期诊断肺癌骨转移非常重要。

（1）症状与体征：肺癌骨转移症状与肿瘤转移的部位、数量有关，如肺癌肋骨转移引起的胸痛，多表现为胸壁部位局限的、有明确压痛点的疼痛。脊髓转移引起后背部正中或病变部位疼痛，而四肢或躯干的骨转移会引起该部位的局限性疼痛。骨转移并非威胁肺癌病员生命的直接原因，但如肿瘤转移到机体承重骨如颈椎、胸椎、腰椎等部位则可造成瘫痪的严重后果。

（2）影像学检查：影像学检查是确定骨转移瘤的直接依据，检查方法包括X线、CT、MRI、单光子发射计算机断层（SPECT）和正电子计算机断层（PET）等，各种检查方法因成像原理不同诊断价值也各不相同。

①核素全身骨扫描（ECT）：仍为最佳检查手段。骨对放射性核素显像剂的摄取取决于骨的代谢活性、局部血流量和交感神

经活性，在病变早期就有明显的改变，比 X 线早 3 ~ 6 个月发现骨转移病灶，且灵敏度非常高。因而其对骨骼病变，尤其是无症状的转移性骨肿瘤的早期诊断有重要临床价值，其阳性率可达 74% ~ 97%，是目前临床诊断骨转移首选方法。通过一次骨扫描可了解全身骨转移灶的部位、数量、大小，有利于评价患者的全身状况。研究显示，肺癌骨转移以多发为主，胸部最多见，其次为脊柱、骨盆、四肢和颅骨。肺腺癌的转移发生率最高达 61.8%，其次为肺鳞癌为 42.2%，小细胞癌 30.8% 及其他非小细胞癌 21.4%，肺腺癌骨转移率显著高于其他病理类型的肺癌。

核素骨扫描虽有很高的灵敏度，但特异性较低，需结合病史排除外伤、炎症等病变（此类病变均可表现为放射性核素浓集，有时无法与转移灶区分）。有资料显示，单纯依靠骨扫描诊断骨转移，假阳性率高达 25%。特别是肺癌手术后患者肋骨及相关胸椎常因手术损伤而呈放射性核素异常浓集，增加了诊断的难度。

^{99}mTc- 亚甲基二磷酸盐（^{99}mTc-MDP）骨扫描在评价肿瘤骨转移方面扮演非常重要的角色，其简便、灵敏但特异性较差。近年来，随着 ^{18}F-2- 氟 -2- 脱氧 -D- 葡萄糖（^{18}F-FDG）PET 显像应用的不断增加，其对骨转移瘤的诊断价值越来越受到重视，特别是非小细胞肺癌引起的以溶骨反应为主的骨转移性病变探测效率较高。

②计算机断层扫描（CT）、核磁共振（MRI）检查：肺癌骨转移的骨改变 CT 及 MRI 可有 4 种表现。

a. 溶骨性骨破坏（占 70.9%）为主要表现。CT 发现松质骨小梁破坏消失或者骨内正常脂肪密度影消失，代之以软组织密度肿块影。肿块内可见点状、斑状或条状残留骨嵴，骨质破坏的边缘显示不清楚，常呈现不规则虫蚀状，边缘无硬化。MRI 表现为 T1WI 上呈均匀或略不均匀的长 T1 低信号，T2WI 上呈长 T2 高信号，形态为不规则斑点状或片状。骨旁软组织肿块在 T2WI 上亦呈低信号，T2WI 像呈略欠均匀的高信号。

b. 蜂窝状溶骨性骨破坏占 20％。CT 发现病变骨呈轻度膨胀性改变，蜂窝囊腔大小不等，形态不规则，囊内分隔厚薄不均匀，且分隔多不完整，边缘清楚或不清楚。MRI 则表现为 T1WI 呈极不均匀的低信号，T2WI 为高低信号并存的混杂影。

c. 成骨性骨转移为占 7.3％。CT 表现为斑点状、斑片及小片状密度增高改变，边缘欠清楚，多为肺腺癌转移所致。MRI 表现在 T1WI、T2WI 上均呈低信号。

d. 兼有溶骨性及成骨性的混合性骨转移占 1.8％。

CT 测定部位为局部，而全身骨扫描为全身，可同时发现不同部位的多个病灶。但 CT 分辨率高于核素显像，对区分骨转移的部位、形态、结构有帮助。

骨转移经血行种植于骨骼，而 MRI 是显示骨骼髓最佳影像方法，对于显示早期骨转移最为敏感，能准确显示侵犯部位及范围。SE 序列 T1WI 表现为低信号，在周围高信号骨髓衬托下，表现得尤为清晰。有研究显示，MRI 敏感度 93.3％，明显高于 CT 敏感度 42.5％，而且在相同照射野中，MRI 比 ECT 多检出 8 个病灶。CT 显示骨皮质破坏优于 MRI，MRI 显示骨髓浸润则优于 CT。MRI 多轴位成像对软组织，包括椎旁及硬膜外肿块、硬膜囊、神经根及脊髓受压、脊髓继发改变（如软化等）显示较为清晰，显示脊椎骨转移、椎旁肿块、硬膜外侵犯、硬膜囊及神经根受压明显优于 CT。

因此可见，MRI 与 ECT 对肺癌脊柱骨转移的发现敏感度高，且 MRI 易发现多发隐匿性病灶，在肺癌脊柱骨转移的诊断中较 CT 具有明显的优势。故临床或 ECT 检查如果高度怀疑肺癌脊柱骨转移，应该尽早或首选 MRI 检查。

目前常规方法中尚没有既灵敏又特异的评价全身骨转移瘤的手段，骨转移瘤的诊断常需几种影像检查综合运用。

　　（3）肿瘤标志物：癌胚抗原（CEA）来源于人内胚层上皮组织，是一种重要的广谱肿瘤标志物，对肺腺癌检出率较高。细胞角蛋白 19 片段（CYFRA — 21 — 1），是一种酸性蛋白，主要分布于单层上皮细胞，对非小细胞肺癌具有较高诊断价值。神经特异性烯醇化酶（NSE）是一种糖裂解酶，存在于神经组织中，是诊断小细胞肺癌最有价值的标志物。骨转移时血清中的这 3 种肿瘤标志物均升高。

　　骨代谢生化指标血 I 型胶原交联氨基末端肽（NTx）和骨唾液酸蛋白（BSP）的检测对非小细胞肺癌骨转移也有重要的临床意义。有研究显示，骨转移组血清 NTX 和 BSP 水平均显著高于无骨转移组，其水平的增高是预测骨转移发生的高危因素。

　　肺癌骨转移组血清降钙素与骨钙素水平亦明显高于肺癌无骨转移组，对于肺癌早期骨转移的诊断和监测可能有一定价值。

第四篇
肺癌是可以治疗的

第一章　手术治疗

1. 什么样的肺癌应选择手术治疗？

肺癌是大家耳熟能详的常见肿瘤，但对它如何治疗并不是太了解，特别是晚期患者往往束手无策。目前肺癌的治疗方法有很多种，常用的治疗方法有：手术治疗、化学治疗、放射治疗、靶向治疗、免疫治疗、中医治疗以及不同治疗方法的联合治疗。手术治疗就是其中一种，到底什么样的肺癌应选择手术治疗，而哪些肺癌不选择手术治疗，手术治疗的效果如何？下面简单介绍肺癌手术治疗的情况。

首先，几十年来临床实践经验证明，肺癌患者首选外科手术治疗，术后辅助多学科治疗，可获得最佳 5 年生存率。肺癌手术治疗能取得良好效果，其原因：

（1）切除早期局限性肿瘤，达到临床根治目的。

（2）相对彻底切除全部癌组织及清除淋巴结，取得临床治愈。

（3）切除大部分癌组织及清除淋巴结，为放疗、化疗等创造有利条件。

因此，只要适合手术治疗的 IIIA 期以上的患者均应行手术治疗。具体情况如下：

（1）肺癌早期无远处转移的患者，包括实质脏器如肝、脑、肾上腺、骨骼、胸腔外淋巴结等。

（2）近期内无严重心肺功能低下或心绞痛的患者。

（3）无重症肝、肾疾患及糖尿病的患者。

（4）癌组织未向胸内邻近脏器或组织侵犯扩散者，如主动脉、上腔静脉、食管和癌性胸液等。

（5）声音嘶哑或膈肌麻痹的患者。

而对于以下情况者，则不宜手术治疗。

（1）小细胞型肺癌Ⅰ期以外的患者，易先考虑放化疗或中药治疗。

（2）X线显示除原发病灶外，纵隔内怀疑有转移的患者一般不能实施手术治疗。

（3）年迈体衰，心、肺功能欠佳的患者不能行手术切除术。

（4）近3个月内有脑血管意外病史者。

（5）有麻醉禁忌或其他手术禁忌者。

手术是肺癌治疗的重要方法之一，下面为大家介绍几种常用的肺癌手术方式。

（1）全肺切除术：当肿瘤位于中心部位，且累及大血管或主支气管时全肺切除术是最佳选择。因为切除人体一半的肺组织，手术后对生存质量有一定影响。因此一般尽可能避免行右全肺切除术。

（2）肺部分切除术：切除一小部分肺组织，适用于外周型和非常早期的肺癌患者，或病变较早且合并心肺功能障碍不能耐受肺叶切除者，也常用于局部复发或转移性肺癌。

（3）支气管成形肺切除术：连同受累上一级支气管一起切除并行相应气道重建的手术，操作较复杂，有一定危险，仅限于有经验的大医疗中心开展。

（4）肺叶切除术：肺叶切除术是标准的肺癌切除术，疗效可靠，并发症少，既符合外科原则也符合肿瘤原则。

2. 微切口手术有什么优势？

胸部疾病往往涉及人体最重要的生命器官，手术风险大，并发症也较多，增加一点创伤，就可能造成严重后果，因此，"微创"就显得更加重要。近年来，随着医疗设备、手术器械的不断改进以及外科技术的不断提高，胸部微创切口手术（胸腔镜及小切口）快速发展。

微创切口手术顾名思义就是手术切口小，相对于传统胸部手术需要 20 ～ 30cm 左右的大切口，微创手术往往仅仅需要在胸部切 3 ～ 4 个 0.5 ～ 1cm 的小孔或一个 5cm 左右小切口的就可以完成手术，部分疑难病例需辅助 5 ～ 10cm 切口，但不必强行撑开肋间。

在标准开胸手术中，由于胸壁肌肉的切开和肋骨的牵拉或断裂，造成手术后严重的胸痛和肌肉僵直，不同程度地影响了患者术后的呼吸功能，这些影响对术前已有肺部的基础疾病，并且肺功能明显异常的患者显得更为突出，更甚者不能耐受开胸手术，微创切口手术最大限度地避免了这些生理干扰，减少了由于胸部疼痛所造成的术后并发症，因而年老、体质较差、肺功能不良的患者也有较好的耐受性。手术过程中，在胸腔镜冷光源的辅助下，全程运用电视屏幕清晰地显示胸腔内的情况，扩大了手术者的"视野"，就等于将医生的眼睛伸入到患者的胸腔内进行手术操作，所以，手术视野、病变显现、手术切除范围以及安全性甚至好于开胸手术，提高了手术的质量。微创切口手术不切断肋骨，不需要切断斜方肌、背阔肌、菱形肌等，从而减少了创伤、出血少，术后疼痛轻，大大减轻了患者的术后胸痛及活动障碍，多数患者术后 24 小时即可下床活动，利于肺功能的恢复，术后并发症少，因疗效可靠、伤口更符合美容要求等优点，越来越受到患者和胸外科医师欢迎。

随着光学技术、手术器械的发展及麻醉和手术经验的积累，使以前认为需要开胸手术，而不具备开胸条件的病例，可以通过微创切口手术来完成，其应用范围已基本涉及胸外科的所有领域。

目前微创切口手术已成为胸部良恶性疾病外科治疗的主流，目前能进行多种手术方式：包括胸腔镜下急、慢性脓胸病灶清除，食管癌术后吻合口瘘引流，肺包虫内囊摘除，纵隔淋巴结活检，肺或胸膜活检，肺大泡切除，肺楔形切除，纵隔肿瘤切除，胸外伤的诊断和治疗，肺内转移性肿瘤的切除，肺结核瘤切除，贲门失弛缓症食管肌层切开，肺癌肺叶切除、食管癌根治，胸腺扩大切除，肺减容治疗重度肺气肿，胸腔镜下胸椎结核病灶清除术、手汗症、心包积液开窗等。

总之，胸部肿瘤微创手术是一种较新的手术方法，效果好，其与传统手术相比能够达到更好的治疗效果的同时，其优越性更体现在微创所带给患者的诸多益处。

3. 为什么要进行术前新辅助化疗？

手术治疗是早期肺癌的主要治疗手段，但对于已有纵隔淋巴结转移的相对晚期的肺癌患者，先给予手术治疗往往病灶难以切除，如病灶切除不彻底，术后肿瘤很快复发和转移，对延长患者生存期效果较差，故目前有国际上主张采取手术前治疗的方法，包括术前给予化疗，又称新辅助化疗。

新辅助化疗的医学定义：恶性肿瘤在局部治疗（手术或放疗）之前给予的全身化疗。在手术前应用化疗药物使肿瘤缩小，增加手术切除机会或缩小手术切除范围，同时还可消灭远处可能存在的微小转移灶、减少复发转移机会。

新辅助化疗的理论认识主要来源于可手术的ⅢA期非小细胞肺癌的治疗实践。目前达成的共识是，第一，新辅助化疗对局部肿瘤和转移淋巴结的细胞减灭可以增加完全性手术切除的机会，也有可能减少术中肿瘤播散的概率；第二，术前化疗由于肿瘤血供保持完整，因而允许更有效地输送化疗药物；第三，术前化疗允许更为客观地评价肿瘤反应情况，从而确定有效的化疗药物；第四，也是最重要的一点，是早期的全身治疗可以消灭微小转移病灶，提高生存率。

进行新辅助化疗时，人们普遍担心化疗毒副反应会增加围手术期风险；若化疗失败，手术机会可能会错过。文献报道新辅助化疗时，出现疾病进展的发生率只有7%，缓解率高达65%，提示绝大多数患者进行新辅助化疗不会耽搁手术的机会，不增加手术风，安全性好。多数研究发现，新辅助化疗手术并发症与死亡率没有明显增加。

术前新辅助化疗治疗非小细胞肺癌的优点是：

（1）通过对局部肿瘤和转移淋巴结癌细胞的减灭作用，在一定程度上可以增加完全性手术切除的机会，减少手术中转移、术后并发症的发生，有利于患者术后恢复。

（2）降低临床（TNM）病期缩小原发病灶及转移的淋巴结，为无手术条件的患者提供手术的可能，提高根治性手术的切除率，由于瘤体缩小可使手术范围相对缩小，有利于手术中最大限度地保留正常组织。

（3）可以消灭可能存在于患者体内的微转移灶。

（4）有助于观察评价肺癌对化疗的敏感性。

（5）新辅助化疗后，通过外科手术切除残留的肺癌组织和转移淋巴结，一方面可以消除肺癌多药耐药，另一方面可消除肺癌复发转移的根源。

（6）有效的术前化疗在减轻肺癌伴随症状的同时也减轻患者的精神心理的不利因素等。

值得注意的是，新辅助放化疗期间和结束后的疗效评价很重要，临床分期降低可减少手术难度和范围，是手术的良好时机；对疗效不明显者，要考虑放疗重新定位或更换敏感化疗药。

新辅助化疗方案与术后化疗一样，但效果优于术后化疗，所以并没有增加患者的医疗负担。

4. 为什么手术后还要进行化疗？

肺癌是最常见的恶性肿瘤，其中约 80％是非小细胞肺癌。通常认为，非小细胞肺癌早期是局限在肺、支气管的局部病变，如能早期发现，以手术切除为主的治疗方法是有可能治愈的。当然，随着病情的发展，非小细胞肺癌也可发生淋巴管转移，或通过血液循环转移到肺、肝、脑、骨骼等器官，也可侵犯到邻近的胸膜、心包等，而成为局部晚期癌症，从而失去手术切除的机会。

但问题是，不少经过详细检查被确认尚未发生远处转移的肺癌患者，手术切除后几个月或一两年后，又发生了远处转移。既然肺癌病灶已经切除，转移从何而来，其实，这些转移病灶，大多数是手术切除前早已存在于远处器官，而临床检查未能发现的微小转移病灶。这些虽已存在、而现在检查手段无法查出的微小转移病灶，医学界称之为亚临床转移灶。术后经过一段时间，微小的亚临床转移灶长大，才能为影像学或临床检查发现。当然，

"星星之火，可以燎原"，这些原来非常微小的转移灶，癌细胞继续增殖，病灶日益发展，同样可致患者死亡。

如何对付这些潜伏在体内的微小转移病灶，医生会考虑手术切除肺癌病灶后，再给予全身的抗癌化疗，以求消灭或控制这些可能存在的微小转移病灶。所谓的化疗，就是采用几个抗癌药物组合成一定方案用于癌症患者身上。由于是静脉给药，因此，药物的作用是全身性的，这一特点使得医生们往往考虑用化疗来消灭或防止癌细胞特有的转移。

目前非小细胞肺癌术后化疗，已成为较普遍接受的治疗方案，肺癌患者手术后只要有手术条件，其手术后都应该需要实行肺癌辅助化疗。分析其原因可为：

（1）肺癌是一种全身性疾病，不是单纯的肺部疾病。肺癌手术只是解决了肺部的最突出问题，但对全身的问题只有通过化疗等来解决。

（2）肺癌是一种细胞突变的疾病，尽管肺癌手术已经切除了肺部的主要病灶，但对于散布全身的零星的癌变细胞是无能为力的，术后辅助化疗可以杀灭它们，使患者能够更长时间生存。

（3）肺癌术后辅助化疗使更多的患者得到益处。实践证明，肺癌术后辅助化疗对提高生存率有益处，尤其对于中晚期肺癌患者。

（4）肺癌患者在辅助化疗的同时可接受免疫治疗，对提高机体的免疫能力，减少化疗的毒副作用有一定的好处。

（5）对于有经济条件的患者，同时可选用分子靶向药物治疗，可从多个途径抑制肿瘤的发生及发展。

综上所述，肺癌术后化疗进行过程中，面对癌症要有坚定信念，在对症下药、个性化治疗方案指导下，通过四位一体治疗法（药疗、心疗、食疗、体疗）使患者身体保持最佳状态，消除产生复发和转移的可能性。

第二章　化学治疗

1. 肺癌的化疗方案有哪些？

细胞毒药物治疗恶性肿瘤的历史不过才 60 年。1946 年人类用氮芥治疗恶性淋巴瘤取得了成功，从此以后肿瘤的化学药物治疗渐被临床接受，人们认识到除外科手术和放射治疗以外，化学药物也可以治疗肿瘤。到了 20 世纪 70 年代，顺铂、卡铂、阿霉素等（二代药）药物进入临床后，肺癌才开启了药物治疗时代。但因疗效低，副作用大，使得患者难以接受完成治疗。90 年代以后，随着紫杉类、长春瑞宾、吉西他滨等（三代药）药物逐渐上市及相关临床试验研究证实这些药物与铂类药物联合，较以往化疗方案治疗肺癌显示出：疗效越来越好，毒副反应越来越轻，进而改善了肺癌患者的生活质量并延长了生存时间，从而确立了化学药物在治疗肺癌中不可或缺的地位。下面介绍常用于晚期非小细胞肺癌（NSCLC）的化疗方案：

（1）长春瑞宾 + 顺铂（NC）方案：是早期的三代方案。美国西南肿瘤协作组（SEOG）在一项临床 Ⅲ 期研究中，206 例晚期非小细胞肺癌患者随机进入长春瑞宾 + 顺铂组和顺铂单药组。研究结果：总有效率 26 %，中位生存期 8 个月，1 年生存率 36 %，明显优于顺铂单药。另一项在欧洲进行的随机对照研究，比较了 NC、长春地辛 + 顺铂及长春瑞宾单药方案，有 612 例患者入组，结果发现 NC 方案在总有效率、中位生存期明显高于后两组，分别为 30 % vs19 % vs14 % 和 40 周 vs32 周 vs31 周。而在 Depiere 等的 121 例患者的随机研究中，NC 方案的有效率为 43 %，中位生存期为 33 周。随后 NC 方案在 NSCLC 术后辅助化疗中的多项Ⅲ期研究中有较好的结果：改善ⅢA 期患者生存时间，5 年生存率提高了近 15％。

（2）吉西他滨＋顺铂（GC）方案：是近来常用的治疗 NSLSC 方案之一。在 1999 年发表的一项Ⅲ期临床研究中，比较 GC 方案与第一代标准方案 EP（顺铂＋依托泊苷），有效率分别为 40.6％ vs 21.9％（P=0.02），中位疾病进展时间 6.9 个月 vs 4.3 个月（P=0.01），中为生存时间为 8.7 个月 vs 7.2 个月（P=0.40）。在 JMDB 研究（一项临床Ⅲ期随机对照研究）中的不同组织学类型亚组分析显示：GC 方案对鳞癌有 36.7％的较好疗效。"吉西他滨非小细胞肺癌 meta 分析组"对 13 项 4555 例患者参加的临床试验研究进行了分析，发现与其他三代药物加铂类化疗方案比有微弱的生存优势，1 年绝对生存增加了 3.9％，提示吉西他滨加铂类方案在三代方案中略占优势。

（3）紫杉醇＋顺铂（PC）方案：是治疗 NSCLC 方案之一。一项美国的Ⅲ期临床研究比较紫杉醇＋顺铂（PC）方案和顺铂＋依托泊苷（EP）方案，结果：有效率分别为 27.7％ vs 12.4％，中位生存时间为 9.9 个月 vs 7.6 个月，1 年生存率为 38.9％ vs31.8％。以此 PC 方案取代 EP 方案为标准的晚期 NSCLC 一线治疗方案。在以后的很多年中的化疗方案临床研究中以 PC 方案为对照组。但在 2007 年一项晚期 NSCLC 化疗方案回顾性的研究分析显示：PC 方案与其他三代含铂方案比较近期有效率相当，但无疾病进展时间（PFS）较短，不是晚期 NSCLC 一线化疗的优势方案。

（4）多西他赛＋顺铂（DC）方案：是治疗 NSCLC 方案之一。一项有 28 个国家 1200 例患者参加的大型国际多中心Ⅲ期临床研究，比较 DC 方案与 NC 方案，有效率分别为 32％：25％（P=0.029），中位生存期为 11.3 个月：10.1 个月，1 年生存率分别为 46% : 41%（P=0.044）。在研究首次发现一个三代方案在有效率及生存期上超过另一个三代方案。在 NSCLC 二线治疗方案研究中 JMEI 试验比较了单药培美曲塞方案与单药多西他赛方案，总的疗效与中位生存期无显著差别，分层分析发现在病理分型鳞癌组中多西他赛组优于培美曲塞组，中位生存时间分别为 7.4 个月 : 6.2 个月（P=0.018）。

（5）培美曲塞＋顺铂方案：是治疗 NSCLC 近期推出的方案。在一项 1725 例患者参加的多中心Ⅲ期临床研究比较了培美曲塞＋顺铂（CP）与吉西他滨＋顺铂（CG），两组的有效率相近似，分别为 30.6% : 28.2%，中位生存时间两组相当均为 10.3 个月。而在依组织学类型的亚组分析中发现在非鳞癌患者中 CP 方案组在有效率、中位生存时间优于 CG 方案组分别为 32.0% : 25.2% 和 12.6 个月 : 10.9 个月，在鳞癌组 CG 方案组的有效率、中位生存时间优于 CP 方案组分别为 36.7% : 26.9% 和 10.8 个月 : 9.4 个月。在化疗的毒副反应方面，特别在严重的血液毒性方面 CP 方案明显低于 CG 方案。而在随后的 S380 临床试验中，260 例组织学类型为非鳞癌的晚期 NSCLC 患者随机入组，比较培美曲塞＋卡铂（PC）方案与多西他赛＋卡铂（DC）方案，结果：PC 组与 DC 组在中位疾病无进展时间（PFS）及中位生存时间基本相同，没有显示出组织学类型的优势；在化疗的毒副反应方面 PC 方案明显优于 DC 方案。

2. 化疗有哪些副作用，如何处理？

随着化疗药物的发展，多种高效低毒的化疗药物问世，由于目前细胞毒性的化疗药物靶向性不强，不能达到只杀伤肿瘤细胞，而不伤及正常细胞组织，所以不可避免地存在化疗药物在杀伤肿瘤细胞的同时也对机体的正常组织有一定影响，我们称之为化疗药物的毒副反应。常见有以下几种：

（1）局部反应：最常见的是在静脉治疗过程中化疗药物不慎渗漏至皮下组织，引起局部皮肤及皮下组织的化学性损伤，表现为红肿／疼痛，严重时出现皮肤的破溃坏死。临床多用普鲁卡因对渗漏区周围组织进行封闭，保持清洁，避免感染，皮肤未破溃者可用硫酸镁或如意金黄散等药物外敷。对于易出现皮肤严重损失的药物如长春瑞滨等药物，建议采用深静脉置管化疗予以预防。

（2）消化道反应：恶心、呕吐最常见的消化道毒副反应，其中顺铂为最强的致吐药物，目前临床应用 5-HT$_3$ 受体拮抗剂已明显减少了急性恶性呕吐的发生率，对迟发的恶心呕吐可用多巴胺 D2 受体拮抗剂－甲氧氯普胺等药物治疗，同时患者可配合以可口清淡饮食，避免过饱及油腻食物。其他如食欲减退、便秘、腹泻、口腔炎等多为一过性，经临床对症处理均可迅速恢复，提醒如上述症状较重时则要到医院就诊。

（3）骨髓抑制：为最常见的毒副反应，不同类型的化疗药物及化疗方案对骨髓抑制点不同，对白细胞及中性粒细胞的影响多发生于化疗后 7～10 天，绝大多数患者可平稳度过，当白细胞低于 2.0×10^9/L 或中性粒细胞低于 1.0×10^9/L 时，应用集落刺激因子（G-CSF 或 GM-CSF）治疗和预防。对血小板的影响多发生在化疗后 14～21 天，绝大多数患者可平稳度过，或应用血小板生成素（TPO）或白介素 -11 治疗、预防。贫血多在数个疗程治疗后发生，可在治疗过程中注意增加补血的食物，必要时应用促红细胞生成素（EPO）治疗。

（4）肾功能损伤：某些化疗药物可引起肝肾功能损伤，一般与剂量有关。最常见是顺铂引起的肾小管损伤，临床常用一定液体量的水化及利尿可预防其肾功能损害。对既往有肾脏疾患的患者，治疗前要做肾功能的评价，必要时减低化疗药物的剂量。

（5）肝功能的损伤：化疗药物的肝损害可以预防，多为一过性的，常见于化疗后一周左右发生，临床常在化疗时应用一些保肝药物预防，一旦发生功能异常亦可静脉药物保肝治疗。对既往有乙肝、肝硬化患者，治疗前要评价肝功能，乙肝病毒 DNA 量，决定是否需要同时抗乙肝病毒治疗，以减少肝功损害及急性肝坏死的发生。

（6）心脏毒性：某些化疗药物可引起心脏损伤，其主要表现有各种心律失常、严重时出现心功能衰竭。最常见的药物如阿霉素、紫杉类等药物，其心脏毒性表现不一，严重程度不一，多数经停止用药、对症治疗可以恢复。对既往有高血压、冠心病及高龄患者用药前评价心功能情况。

（7）其他：有些化疗药物毒副作用对某些特定脏器具有选择性的突出损害；环磷酰胺特别是异环磷酰胺可导致出血性膀胱炎（可用美斯纳预防）；博来霉素引起的肺纤维化；长春新碱等引起的周围神经炎；泰素、泰索帝等的过敏反应及神经肌肉症状等。脱发为多数化疗药物的毒副作用，只是程度不同而已。

总之，化疗药物引起的毒副反应多数可预防和／或治疗。对有心、肝、肾基础病变的患者治疗前要做充分的评价，在选择化疗方案时避免应用相应器官损伤明显的药物，或调整化疗药物剂量或停药。

3. 怎样进行热灌注化疗？

随着肺癌发病率日益增高，其治疗技术水平也在不断发展进步，热灌注化疗成为治疗晚期癌症的又一种有效的姑息疗法。热灌注化疗是将化疗药加入热盐水（42℃左右）中灌注到肿瘤部位进行治疗的方法。

作用机理：

（1）高温（42～43℃）引起细胞损伤。肿瘤组织对热较正常组织敏感，加热对癌细胞有直接的毒性杀伤作用，42℃以上温度维持50～60分钟对恶性肿瘤有明显的灭活效果。

（2）提高局部肿瘤组织的药物浓度，高浓度的化疗药能克服肿瘤细胞的耐药性，从而更好地发挥抗癌作用。

（3）加热能提高肿瘤细胞对某些化疗药物的敏感性，同时细胞的渗透性增强，肿瘤细胞微环境和药代动力学的改变，强化了抗癌药的作用。温热液体可以增加抗癌药物的渗透性，直接渗透深度可达5mm，能增强化疗药物的细胞毒性作用，诱导肿瘤细胞凋亡，同时还可预防肿瘤复发，提高患者生存率。

（4）加热和化疗联合应用对癌细胞的杀伤作用较单纯热疗和单纯化疗作用明显增强。

药液加热的装置分体外和体内两种。体外加热常用的装置有恒温电动加热器、微波炉、超声波加热器等，热灌注有恒温循环式灌注系统（如腹腔热灌注化疗仪和恒温高压灌注泵）和非循环式灌注。体内加热常用的装置有微波加热仪、射频仪、红外线等，通过体外辐射进行体内加热。

目前体内超声加热常用的有超声热疗治癌系统、射频热疗机、双频射频热疗机、高功率微波热疗机和多元微波系统等。

操作方法：

（1）体外加热：将生理盐水和化疗药物在体外加热到45℃，运用体外循环泵将其导入体腔或血管内，并持续循环，通过测温系统监测出水口、入水口和体腔内的温度，确保体腔内温度维持在42～43℃，持续一定时间，从而使肿瘤细胞凋亡。

（2）体内加热

①体内实体瘤可采用体外辐照法（射频、微波、超声等）直

接对准肿瘤加热。

②腔内积液加热法：首次治疗时，常规经皮胸（腹）腔穿刺，有胸（腹）水者先放尽胸（腹）水，再将化疗药加入生理盐水中，加热至 45～50℃后，在 45 分钟内快速注入腹腔。灌注后用射频、超声或微波热疗机行胸（腹）腔深部加热 30～60 分钟，胸（腹）腔内测温通过穿刺针将热电偶置入胸（腹）腔，使腔内液体温度维持在 42～43℃。透热每周 1 次，不再加用化疗药物。其他同首次，3 周后重复以上治疗，共 4 次。

根据热灌注方式的不同，可分为：

（1）动脉介入性热化疗治疗晚期肺癌、肝癌、食道癌、子宫颈癌等。

（2）腹腔内热灌注化疗治疗腹腔、盆腔恶性肿瘤及合并癌性腹腔积液。

（3）胸腔内热灌注化疗治疗胸腔内恶性肿瘤及合并癌性胸腔积液。

（4）膀胱内热灌注化疗治疗晚期膀胱癌及术后复发。

4. 哪些肺癌患者适合热灌注化疗？

热灌注化疗治疗肺癌，是副作用小，患者可耐受性高，痛苦少的一种有效治疗方法。但不是所有肺癌患者适合行热疗，具体如下：

（1）肺癌热灌注化疗对肺功能影响轻微，适合于不能耐受肺叶或全肺切除的患者。禁忌证：对侧肺已有转移者、远处转移者、严重心肺功能不全不能耐受开胸手术者。操作方法：全麻，开胸。对肿瘤无法手术根治的患者，在上、下肺静脉插引流管，并接体外循环机。在心包内或心包外分出肺动脉，切开导入 14～16F 主动脉灌注管，接循环机灌注管，近心端以无损伤钳阻断，同时收紧上、下肺静脉阻断带。以循环机进行单侧肺循环并加温。肺动脉灌注使肺肿瘤组织温度达 42±1℃，恒温持续转流达 45 ~ 60 分钟。灌注液中加入环磷酰胺（CTX）1000mg，阿霉素（ADM）20mg，长春新碱（VCR）2mg，丝裂霉素（MMC）10mg，5- 氟尿嘧啶（5-FU）1500mg，顺铂（DDP）100mg。同时监测正常肺组织、肿瘤部位及鼻腔的温度。应用氧合器，同时双肺正常通气。术中监测中心静脉压及平均动脉压。王晨光等报道采用单侧肺隔离体外循环机辅助升温并加大剂量化疗药物的方法，对 11 例老年晚期肺癌患者进行治疗。术后 4 周完全缓解（CR）27.3％，部分缓解（PR）63.6％，有效率 90.9％。全组术后均顺利出院，术后随访率 100％，术后 1 年、2 年、3 年生存率分别为 81.8％、35.1％、17.5％。

（2）胸腔内热灌注化疗主要治疗有胸水的肺癌患者。恶性积液是肿瘤临床治疗的难题之一，传统治疗方法效果差，体腔热物理治疗是一项冲出传统，另辟蹊径，采用以热治水、以水治水的方法，是最早将肿瘤热疗学理论移植应用到恶性积液治疗领域的，具有创新性的诞生在我国的治疗恶性积液的特色新技术；根据高温能有效杀伤癌细胞的肿瘤热疗原理，利用热化疗灌注机的体外加热装置，将治疗液加热，用体外循环泵将其导入积液的体腔，并在一定的时间内保持有效温度 42.5℃左右，以充分发挥热杀伤机制，对广泛种植在浆膜上转移癌细胞杀伤，消除引发恶性积液的病灶，通过热杀伤、物理廓清、热生物修补及去纤维素等机制达到有效治疗癌性积液的目的。

5. 全身热疗对肺癌治疗有益吗？

肿瘤的热疗由来已久，过去人们曾采用各种方法提高全身和/或肿瘤组织（局部）的温度，利用热作用及其继发效应来治疗恶性肿瘤。肿瘤热疗可分为全身热疗、区域热疗和局部热疗。后两种方法对人体的加温是区域性（加热范围约占人体体积的$1/3 \sim 1/4$）或局部的。其优点在于可以使肿瘤组织局部温度达到42.5℃以上，能在相对较短的时间内杀灭癌细胞。其局限性在于，它们只是对局部起作用，都不属于全身性的治疗手段。对于较晚期的、出现全身多发转移的患者，原则上宜选择全身加温治疗，即全身热疗。

全身热疗的历史可追溯到100多年前。20世纪60年代以后，全身热疗的临床应用报道已日渐增多，加温方法也不断创新，但肿瘤全身热疗真正得以迅速发展，还是在最近20年。

由于认识到恶性肿瘤是一种潜在的全身性疾病，局部或区域热疗对于深部肿瘤和处于亚临床期的肿瘤或转移瘤无能为力，人们一直在探索安全、可靠的肿瘤全身热疗方案。20世纪80年代以后，美国和欧洲一些国家相继研制出相对低毒副作用、性能比较可靠的实验型全身热疗机或全身热疗设备，使肿瘤全身热疗在许多国家（如美国、德国、日本、墨西哥等）得以应用。2001年，我国一些医院也开始全身热疗，并已被证明疗效良好。

目前，大量体外实验和临床资料显示，肿瘤热疗虽然不能取代手术、化疗或放疗作为一种独立的肿瘤治疗方案，但它对于化疗、放疗和手术等肿瘤治疗手段具有明显的增效和补充作用。正因为如此，肿瘤热疗特别是全身热疗近年来发展迅速，已成为继手术、放疗、化疗和生物治疗之后又一重要的肿瘤治疗手段。

全身热疗（WBH）对恶性肿瘤有如下作用：①促进细胞凋亡，直接杀伤肿瘤细胞；②增强化疗疗效；③抑制肿瘤血管形成和转移倾向；④增强人体的免疫功能；⑤增强放疗疗效；⑥骨髓保护作用；⑦缓解癌性疼痛。张教授特别指出，全身热化疗被用于常规方法无效的病例时，具有其独到的疗效。

单纯热疗或单纯化疗对肿瘤细胞均有杀伤作用，但都有一定的局限性，在机体的耐受限度下，均难以彻底杀灭肿瘤细胞，特别是对于体积较大的瘤块或晚期肿瘤患者更是如此，故多提倡联合应用。经过多年的探索，发现将热灌注与化疗结合起来应用，疗效更佳。此外，热疗加化疗后不影响患者的后续治疗，包括放疗及靶向。目前已经有很多研究得以证实，包括国内外，如：日本 Korenaga 报道直肠癌患者术前给予热化疗和放射治疗（HCR），能预防盆腔局部早期肿瘤复发。治疗组为 23 例手术治疗的患者接受了 HCR，对照组为 48 例只接受手术或手术加化疗。随访 2 年治疗组局部复发率和肺转移率为 0，而对照组分别为 15％和 10％。肝转移率两组相似。治疗组除 1 例轻度骨髓抑制而未行热疗外，其他患者均能耐受 HCR，无其他严重并发症。

目前全身热疗应用于肿瘤治疗的范围相当广，而且疗效不错。根据报道，全身热疗不但可用于肿瘤初治后复发患者、对化疗耐药或多药耐药患者及恶性肿瘤已广泛转移或潜在广泛转移患者，而且还可作为放化疗的辅助性治疗、肿瘤手术后的补充性治疗以及晚期恶性肿瘤的姑息性治疗。此外，就全身热疗本身而言，适当的治疗温度（42℃或以下）和治疗时间，对全身主要脏器功能基本正常的患者来说不会造成不良影响，对人体也不会产生远期损害。从目前报道看，全身热疗对一些常规治疗无效的病例，有效率可达 50％，疼痛的缓解率达 50％左右，并且不增加其他治疗如放化疗的毒副作用。

综上所说，全身热疗对中晚期肿瘤来说是一种有前途的、被证明有效的治疗方法，它可以解决许多中晚期肿瘤患者的痛苦，是中晚期肿瘤患者值得一试的选择。

6. 什么是缓释化疗药，有什么优点？

目前国内外缓释剂型可分两种：固体缓释粉剂和液体缓释凝胶。固体缓释粉剂即为临床常用的控缓释药物系统（sustained-release of drugs），是指将不同药物包埋于某种聚合物，由不同辅料和制备工艺限制药物的溶出和扩散速度，通过聚合物的溶释和水解，将药物缓慢、持续、稳定地释放并发作用。如果药物释放达到恒速，符合零级动力学方程或 Fick 定律，则成为控释药物（Controlled-release of drugs）。

液体缓释凝胶是将化疗药物、缩血管剂及甲基纤维素等混合在一起，以减少药物的吸收，延长局部作用时间。

作为低副作用的缓释治疗，局部化疗与全身治疗比较，提高了药物的局部浓度，区域反应更高，而全身副反应很低，易于患者接受，大大拓宽了化疗的指征，有望在不增加全身不良反应的同时，降低局部复发率及远处转移率，缩小手术切除范围，从而提高患者的生活质量，延长患者的生存期。

理想的化疗方法是药物在肿瘤局部呈特异性分布，作用时间长 [即化疗的效果主要取决于肿瘤局部药物浓度和作用时间的乘积，药物曲线下面积（AUC）= 浓度（C）× 时间（T）]，有效杀灭瘤细胞，且对正常组织的毒副作用小，控缓释药物化疗则可基本满足这一要求。肿瘤部位一次植入药物产生的 AUC 约为静滴的 20 ～ 500 倍。

7. 如何应用缓释化疗药？

目前常用的缓释化疗药有顺铂、卡铂、卡氮芥（BCNU）、甲氨蝶呤（MTX）、紫杉醇和喜树碱、氟尿嘧啶（5-FU）等。

中央型肺癌和周围型肺癌均适合植入缓释化疗药，为加强疗效，通常与放射性粒子同时植入，以达到同步放化疗的效果。

在 CT 引导下，可根据肿瘤大小，植入适当数量的缓释化疗药，对肿瘤局部有很好的治疗效果，而全身副作用很小。若与放射性粒子同步植入，可达到同步放化疗的效果，大大提高疗效。

8. 有哪些药物可做成脂质体药物？

脂质体是一种由脂质双分子层组成，内部为水相的闭合囊泡小体。因为其结构类似生物膜，故也有人称之为人工生物膜。脂质体脂质组成化学成分主要是类脂，包括磷脂和胆固醇。

将药物包裹在脂质体内即称为脂质体药物。国内新近研制脂质体涉及的包封药物有喜树碱、丝裂霉素、顺铂、氟糖啶、南氟啶、青蒿酯、依托泊苷、白细胞介素 -2、阿霉素、维甲酸、人参皂甙、汉防己甲素、5- 氟尿嘧啶、足叶乙甙、甲氨蝶呤、三尖杉酯碱、环磷酰胺等，特别是中药或天然药物脂质体制品已引起世界瞩目。

9. 脂质体药物有哪些优点？

抗癌药物包封于脂质体中，能使化疗药物有选择性地杀伤癌细胞或抑制癌细胞的繁殖，增加药物对肿瘤组织的定向性，使抗癌药物对正常细胞和组织减少损害或抑制作用，改变药物在组织中分布。因此，用脂质体为载体的抗癌药物新剂型能使药物的疗效提高，减少剂量，降低毒性，并可减轻变态和免疫反应。

脂质体能使药物具有靶向性、提高疗效、缓和毒性等优势。近年来为了更好改善脂质体的靶向性和稳定性，出现了一些新型脂质体：如免疫脂质体，即把针对癌细胞的单克隆抗体结合在脂质体上，由于脂质体与对应癌细胞具有特异性亲和力，从而使脂质体将药物定向输送到癌细胞而产生疗效。另外还有温度敏感性脂质体、pH 敏感性脂质体、聚合膜脂质体等，它们在脂质体原来存在的问题如包封率、稳定性和靶向分布等方面有了一定的改进，扩大了脂质体在临床治疗中的应用前景。

目前临床上得到广泛应用的是紫衫醇酯质体。

10. 什么是纳米药物？

纳米药物载体是通过适宜的制备及提纯方法获得的、具有较高质量包封的载体，具有适当的粒径与粒形和较高的载药量。载体材料可生物降解，毒性较低或没有毒性，具有较长的体内循环时间。延长纳米粒在体内的循环时间，能使所载的有效成分在中央室的浓度增大且循环时间延长，降低药物对网状内皮系统（RES）的攻击性，增加对病变部位的靶向性，更好地发挥全身治疗或诊断作用，增强药物在病灶靶部位的疗效。

纳米药物载体能提高靶区的药物浓度，从而提高药物的利用率和疗效，以及降低药物的不良反应。纳米粒在尺度上下降 3 个数量级，它的表面积就提高 6 个数量级（就是 100 万倍），即疗效提高 100 万倍。

11. 纳米药物有哪些？

（1）纳米磁性颗粒：当前药物载体的研究热点是磁性纳米颗粒，在恶性肿瘤早期诊断与治疗应用方面最成功的是铁氧体纳米材料及相关技术。顺磁性或超顺磁性的纳米铁氧体颗粒在外加磁场的作用下，进行定向定位固定药物磁粒子，然后使用交变磁场加热磁子，使温度上升至 40 ～ 45℃，可达到杀死肿瘤的目的。

（2）高分子纳米药物载体：纳米药物载体研究的另一个热点就是高分子生物降解性药物载体或基因载体，通过降解，载体与药物－基因片段定向进入靶细胞之后，表层的载体被生物降解，芯部药物释放出来发挥疗效，避免了药物在其他组织中释放。用于肿瘤药物输送的纳米高分子药物载体可延长药物在肿瘤中的存留时间，减慢了肿瘤的生长，而且纳米药物载体可以在肿瘤血管内给药，减少了给药剂量和对其他器官的毒副作用。

（3）纳米脂质体：脂质体技术是被喻为"生物导弹"的第四代靶向给药技术，利用脂质体的独有特性，将毒副作用大、在血液中稳定性差、降解快的药物包裹在脂质体内，由于人体病灶部位血管内皮细胞间隙较大，脂质体药物可透过此间隙到达病灶部位，靶向释放给药，临床治疗安全有效。同时可将单克隆抗体连接到脂质体上，借助于抗原与抗体的特异反应，将载药脂质体定向送入。也可以将基因载入脂质体中，利用其特殊的运载功能，实现基因修补。

（4）智能纳米药物载体：智能纳米药物就是在靶向给药基础上，设计合成缓释药包膜，以纳米技术制备纳米药物粒子，除能靶向给药外，还能根据用药环境的变化，自我调整、自动智能释药，生物利用度高，毒副作用小，药物释放半衰期适当，可提高药品安全性、有效性、可靠性和患者的顺从性。纳米粒子包裹的智能药物进入人体后可主动搜索并攻击癌细胞或修补损伤组织。

12. 超声电导治疗是一种什么方法？

超声电导靶向给药治疗的基本原理是采用激光微孔、电致孔、超声空化等现代高技术手段，在一定范围和深度内使皮肤和组织对药物的通透性大大增加，形成药物进入靶器官的人工生物通道，在特定的动能驱动下，使药物粒子沿生物通道透过皮肤、组织和包膜，定向、定量、定速的进入病变组织和器官，靶组织内形成药物高浓度浸润区，直接发挥药物治疗作用，达到靶向治疗的目的。这种通过物理手段使药物透过皮肤进入体内病变组织和器官，直接发挥药物治疗作用的方法，被医学界称为第三代给药方法。

与传统口服和注射方法比较，超声电导靶向给药技术有许多优势：

（1）透药速度快，药物直达病灶。

（2）可实现定位、定量及定速给药，在病变局部形成药物高浓区，增加药物的作用，从而提高疗效。

（3）大大提高药物的生物利用度，减少用药总量（是常规用量的 1/5 ～ 1/3），避免毒副作用。

（4）药效稳定持久，比口服药长 2 ～ 3 倍。

（5）适应范围广，除化学药物外，还能透过大分子生物制剂和中药胶体颗粒成分。

（6）无痛、无创、简捷、方便。

13. 如何应用超声电导进行化疗？

化疗是肿瘤治疗传统的治疗方法之一，但全身化疗有许多毒副作用，肿瘤患者谈"化"色变。超声电导能够达到不打针、不吃药就能化疗的最佳治疗途径。在应用超导化疗前，首先要根据肿瘤的病理类型选择所用的化疗药物，所用药物剂量为常规静脉给药的 1/5 ～ 1/3，稀释后注入 2 片超导凝胶贴片中（每片最多注入液体 2.5mL），然后将 2 片电极贴片放置在距肿瘤部位较近的体表上，它的功率输出分全输出和半输出。输出功率是根据肿瘤距体表的远近和患者皮肤的敏感性来选择的，即如果肿瘤距体表距离较远，就选用全输出，如果肿瘤较表浅或患者皮肤较敏感就选择半输出；每次治疗时间一般是 20 分钟，5 天一个疗程。

超声电导化疗适用于各个时期、各种病理类型的肿瘤患者。由于它是局部靶向给药，所用化疗药物的剂量是常规静脉给药的 1/5 ～ 1/3，化疗药物入血也较少，因此化疗带给患者的毒副作用也很小。

14. 什么是血管介入治疗技术？

1967 年 Margulis 提出了 interventional radiology 概念。20世纪 80 年代介入放射学被我国学者接受，至今已有 30 余年历史。肿瘤介入放射学是介入放射学的主要组成部分。目前，选择性或超选择性动脉化疗、栓塞已广泛应用于全身各部位中晚期恶性肿瘤的治疗，近期、中期临床疗效显著，患者生存质量明显提高。

肿瘤介入放射学又分血管性介入和非血管性介入两部分。其中血管性介入治疗是指在影像引导下将导管直接插至肿瘤血管，再经导管实施药物注射和 / 或肿瘤血管栓塞。经皮血管穿刺技术和血管造影技术是肿瘤血管性介入治疗的基础，特别是数字减影血管造影技术（DSA）的出现，帮助医生在密布的血管网中清楚地分辨肿瘤血管和正常血管，使插管更准确、有效地避免误栓等严重并发症，进一步提高介入治疗的疗效。导管进、退、旋转和导管导丝交换是医生在术中最常用的操作技巧。整个治疗过程在局麻、患者完全清醒的状态下完成，患者不会感到明显痛苦。

15. 什么叫动脉栓塞化疗？

医生将导管准确插至肿瘤血管后要完成灌注化疗和血管栓塞

肺癌：可防，可治

· 64 ·

两项操作。灌注化疗是将化疗药物经导管直接灌注到肿瘤内，其理论基础是药物的首过效应。早期的对比研究显示经导管直接灌注使药物在肿瘤内瞬间达到最大浓度，可明显提高药物对肿瘤细胞的杀灭，提高近期疗效。后期的研究显示单纯的动脉内灌注化疗与全身静脉化疗对比，二者 5 年生存率没有显著差异。

动脉灌注化疗必须遵循全身静脉化疗的用药原则。细胞周期非特异性药物如阿霉素、丝裂霉素和铂类药物等，对肿瘤细胞的杀伤能力随剂量提高，在浓度和时间的关系中，浓度是主要影响因素，所以此类药物适合于动脉内一次性推注。细胞周期特异性药物如紫杉醇和氟尿嘧啶等，对肿瘤细胞的杀伤与时间成正比，适合缓慢滴注。

大部分药物都是经肝脏代谢的，也就是说药物只有经肝脏代谢出有效成分，才能获得对肿瘤细胞的杀伤作用。这样一来，将需经肝脏代谢的药物经导管直接灌注至肺癌、肠癌等肿瘤内，还有优势吗？

栓塞化疗是医生将所需化疗药物与栓塞材料如液态碘化油、载药微球等充分混合后，经导管直接注入肿瘤内。药物缓慢释放可提高对肿瘤细胞的杀伤作用，栓塞材料阻断肿瘤血供也可进一步抑制肿瘤生长。

目前最常用的栓塞材料包括明胶海绵颗粒、PVA 颗粒、弹簧圈和液态碘化油。明胶海绵颗粒属中期栓塞材料，栓塞后 1 ～ 2 个月肿瘤血管可部分再通。PVA 和弹簧圈属永久栓塞材料，一旦栓堵就不可能再通。液态碘化油属液体型栓塞材料，可通过管径 $10\mu m$ 的血管，栓塞肿瘤血管床。

从临床实践中有如下体会，供参考：

（1）肿瘤血管性介入治疗中，栓塞化疗更关键。

（2）因为不能指望一次治疗解决终生问题，所以明胶海绵等中期栓塞材料更能体现动脉介入治疗可重复操作的优势，能抑制肿瘤生长，为后续治疗留有通路。

（3）就肺癌治疗而言，液态碘化油栓塞效果好，栓塞风险也高，最严重的并发症为脊髓损伤和脑组织误栓。如何取舍有赖于良好的医疗环境、医患之间相互沟通与理解和风险共担的意识。

近年来，肺癌的微创治疗技术不断丰富，除动脉介入治疗外，氩氦刀冷冻、射频消融以及粒子植入的应用越来越多，相关研究也越来越深入。笔者所在单位自 2005 年致力于联合应用多种微创治疗技术治疗非小细胞肺癌，获得满意的临床疗效。动脉栓塞化疗与其他微创治疗技术联合应用，其更明显的优势在于：

（1）肿瘤血管栓塞后，减少后续穿刺消融治疗出血风险。

（2）动脉栓塞化疗后，肿瘤在近期缩小使局部消融治疗更彻底。

（3）动脉栓塞使肿瘤乏血，抑制氩氦刀治疗过程中的热池效应，提高冷冻效果。

16. 肺动脉栓塞化疗疗效如何？

关于肺动脉是否参与原发性肺癌的血供，截至目前仍有争论。部分研究显示肺动脉不仅参与周围型肺癌的血供，也参与中央型肺癌的供血。但多数研究并未发现肺动脉参与肺癌血供的直接证据，故大多数学者仍然认为原发性肺癌起源于气管黏膜上皮，其血供主要来源于支气管动脉。此外，由于肿瘤位置、大小等因素，胸廓内动脉、肋间动脉等体动脉均可能参与肿瘤供血。因此，关于肺癌的动脉介入治疗均经支气管动脉等体动脉实施。石文君等对 10 例非小细胞肺癌首先行支气管动脉灌注，再行肺动脉灌注，5 例获手术切除机会。肺动脉栓塞化疗尚未见报道。

17. 什么是动脉化疗泵，肺癌患者能用化疗泵吗？

药盒导管系统（portal catheter system，PCS）应用于恶性肿瘤治疗的报道最早见于 20 世纪 80 年代初。血管穿刺成功后，将导管超选择插至肿瘤靶血管，再将导管血管外部分与埋置于皮下的药盒相连接，为恶性肿瘤患者建立长期、可靠的动脉灌注化疗通路。近年来，药盒导管系统同样广泛应用于静脉血管通路的建立，为患者进行长期的全身化疗和营养支持。常见的穿刺入路包括左侧锁骨下动脉和双侧股动脉。PCS 应用于恶性肿瘤治疗，其优势在于：①与传统外科药盒置入术比较，介入技术植入药盒更安全，操作更简便。②经动脉药盒系统既可进行长期的化疗药灌注，还可行栓塞化疗。③避免反复插管。目前，PCS 已广泛应用于腹腔、盆腔晚期恶性肿瘤的治疗，如肝癌、胃肠道恶性肿瘤，以及卵巢、子宫、膀胱的恶性肿瘤。需要指出的是，PCS 代替不了动脉栓塞化疗，对于病变及全身状况许可的患者，应首先行介入栓塞化疗，使患者获得更好疗效。

截至目前，PCS 还没有被应用于肺癌患者的治疗。主要原因在于支气管动脉管径细，普通造影导管不能深入，使导管头端不能长期地安全固定在靶血管内。

第三章　放射治疗

1. 什么是立体定向放射治疗？

立体定向放射外科（SRS）的概念随着伽玛刀的发明和良好的

外treatment

治疗效果得以变成现实，成为一门新的分支学科。围绕立体定向放射外科的概念，不同医疗设备的发明及新技术相继出现。20 世纪 80 年代，Colombo 和 Betti 等学者对医用直线加速器加以改进，增加了立体定向系统和准直器，采用非共面多弧度小野三维集束照射病灶，取得了与伽玛刀类似的治疗效果。将这种经过改进的直线加速器称为 X 刀（X-knife）。一般采用分次治疗，在学术界称为立体定向放射治疗（stereotactic radiotherapy，SRT）。90 年代逐渐成熟起来的直线加速器三维适形放射治疗（3dimensional conformal radiation theyapy，3DCRT）和调强适形放射治疗（intensity modulated radiation therapy，IMRT）技术、全身伽玛刀及体部伽玛刀等设备均属于立体定向放射治疗的范畴。其特征是三维、小野、集束、分次、大剂量照射。

根据单次剂量的大小和射野集束的程度，SRT 目前分为两类：第一类 SRT 的特征是使用三维、小野、集束、分次、大剂量（比常规分次剂量大的多）照射。此类均使用多弧非共面旋转聚焦技术，附加的三极准直器一般都为圆形。一般 X- 刀、全身伽玛刀及体部伽玛刀等属于此类，但 X- 刀在采用颅骨固定定位和单次大剂量治疗时可称为 SRS。第二类 SRT 是利用立体定向技术进行常规分次的放射治疗。3DCRT 特别是 IMRT 属于此类。

立体定向放射治疗与立体定向放射外科是容易混淆的两个概念，它们既有相同点，又有明显的区别。相同之处都是在立体定向下，通过不同的技术尽量提高靶区的照射剂量，减少靶区外组织的受量。不同之处主要在于定位的精度和靶区之外剂量衰减的程度，SRT 比 SRS 误差大，靶区外放射剂量的衰减没有 SRS 那样陡峭。正因为这样，SRT 还没有达到"外科"的程度，这就决定了 SRT 是多次大剂量（比常规放疗分次剂量大，比 SRS 小）治疗，而 SRS 是一次性大剂量治疗。

不管怎样，SRT 将立体定向放疗的部位发展到了全身，基本代表了目前世界肿瘤放射治疗的发展方向，适合治疗体部恶性肿瘤和高级别的脑恶性肿瘤等。

2. 什么是三维适形放射治疗？

三维适形放射治疗是一种高精度的放射治疗。它利用 CT 图像重建三维的肿瘤结构，通过在不同方向设置一系列不同的照射野，并采用与病灶形状一致的适形挡铅，使得高剂量区的分布形状在三维方向（前后、左右、上下方向）上与靶区形状一致，同时使得病灶周围正常组织的受量降低。

肿瘤放疗的理想境界是只照射肿瘤而不照射肿瘤周围的正常组织。随着计算机技术和肿瘤影像技术的发展，产生了肿瘤及其周围正常组织和结构上的虚拟三维重建及显示技术。在传统的放射治疗中，医生所做的放射治疗无法进行有效的验证，不知道靶区的剂量分布是否达到预期的效果。在三维计划系统中，可以在基于患者实体的虚拟图像上通过计算得出剂量分布的真实情况，对照射效果进行适时的评价并进行优化。这样就改善了放疗计划实施过程的精确性，最大限度地照射肿瘤，最好地保护肿瘤周围的正常组织。

三维适形放疗是目前放射治疗的主流技术，适用于绝大部分的肿瘤，特别是在脑肿瘤、头颈部肿瘤（包括喉癌、上颌窦癌、口腔癌等）、肺癌、纵隔肿瘤、肝肿瘤、前列腺癌等方面疗效显著。

3. 什么是调强放射治疗，什么是诺力刀？

调强放疗（intensity modulated radiation therapy，IMRT）

即调强适形放射治疗是三维适形放疗的一种，要求辐射野内剂量强度按一定要求进行调节，简称调强放疗。它是在各处辐射野与靶区外形一致的条件下，针对靶区三维形状和要害器官与靶区的具体解剖关系对束强度进行调节，单个辐射野内剂量分布是不均匀的，但是整个靶区体积内剂量分布比三维适形治疗更均匀。

严格地说，使用楔形板和常规的表面弯曲补偿器也是调强。但这里我们所说的调强放射治疗是指一种形式的三维适形放射治疗，它使用计算机辅助优化程序不获取单个放射野内非均匀的强度分布以达到某种确定的临床目的。下面要讲的就是这个意义上的调强放射治疗。

诺力刀又称适形调强放射治疗系统。其原理是利用立体定位技术将人体内病变组织精确定位，利用高能医用直线加速器所产生的光子束和电子束，通过自动控制出束形状（通称适形照射）和调节射线强度的分布（通称调强照射），对人体内的病变组织进行预先规划的高精度大剂量聚焦式照射，使病变组织在短期内即发生放射性坏死，而病灶周围的健康组织得到最大程度的保护，从而达到无创治疗疾病的目的。

诺力刀系统的主要构成：数字化高能医用直线加速器；全自动内置式微多叶光栅；三维精确数控治疗床；三维立体定位系统；三维治疗计划系统工作站及软件；治疗控制系统；呼吸门控系统；自动跟踪定位系统；射野及剂量验证系统。

诺力刀的主要技术特点：诺力刀（适形调强放射治疗系统）作为当今放射治疗设备的领先技术，目前已成功地用于临床治疗。其融现代医学影像技术、立体定位技术、计算机、核医学、放射物理、自动化智能控制等多种现代高新科技于一体，可实现对全身肿瘤的常规放射治疗、三维立体定向精确放疗、立体定向放射外科治疗（俗称 X 刀治疗）、适形调强放射治疗（诺力刀治疗）

等。数字化直线加速器可产生多挡能量的光子束和电子束，可根据临床治疗需要而调节；系统配备全自动内置式微多叶准直器（微多叶光栅）和自动调节的内置式楔形板，可在治疗中根据计划系统预先设计的治疗方案进行动态射束造型和能量调节，从而使照射野和靶区在三维形态和剂量分布上高度适形；三维治疗计划系统可通过网络直接从 CT 或 MRI 等影像设备中获取数字化定位图像，可进行各种图像和组织结构的三维重建和任意剖面显示，可实现高精度的逆向计划设计；自动定位跟踪系统可在治疗中实时跟踪治疗靶区，若出现超出预定值的定位偏差，系统将自动停止出束，自动校准体位后继续治疗；呼吸门控技术的应用最大限度地避免了由于患者的呼吸运动所造成的靶区定位误差，使治疗更加精确，避免过多的健康组织受到不必要的照射；射野及剂量验证系统可在治疗中实时验证射野的形状、位置、剂量，确保治疗的准确性和可靠性。精确数控治疗床三维方向的运动稳定、准确、可靠，保证高精度的治疗，同时也便于治疗摆位和定位；治疗控制系统与治疗计划系统联网，根据治疗计划系统所规划的治疗方案可实现对整个治疗过程的自动控制，双向校验，同步摄像和双向对讲监控；各种安全连锁和保护装置确保患者和操作人员的安全。

诺力刀的临床应用及治疗适应证：诺力刀能够治疗全身各部位肿瘤，包括全身各部位肿瘤的常规外照射，头部肿瘤，尤其是大体积肿瘤或恶性肿瘤的立体定向分次治疗和适形调强治疗；颈部、胸、肺、腹等部位恶性肿瘤适形调强治疗等。诺力刀治疗系统为肿瘤患者的治疗提供了一个广泛的选择。临床经验表明，适形调强放射治疗可明显改善肿瘤的放射治疗效果，提高肿瘤控制率，从而提高患者的生存率；减少正常组织剂量，从而减少并发症，提高生存质量。尤其是对鼻咽癌、乳腺癌、前列腺癌、脊椎部位肿瘤等疾病的治疗更具优势，使得治疗更加精确、适形，靶区内的剂量分布更加合理，有效地减少了健康组织照射量，提高肿瘤剂量，从而极大地改善治疗效果。适形调强放射治疗作为放射治疗技术的重大进步必将引领肿瘤放射治疗的未来，众多的肿瘤患者将因此而受益，为许多肿瘤的治愈带来了新的希望。目前诺力刀的主要治疗适应证包括：脑动脉畸形；颅内肿瘤包括听神经瘤、脑膜瘤、垂体瘤、颅咽管瘤、脑转移瘤、脑胶质瘤等，尤其是大体积肿瘤的分次治疗；鼻咽癌；乳腺癌；肺癌和肺转移癌；肝癌和肝转移癌；胰腺癌；肾及肾上腺肿瘤；前列腺癌；其他部位肿瘤。

诺力刀的应用前景：诺力刀（适形调强放射治疗系统）治疗作为现代肿瘤放射治疗技术的重大进步，代表了当今肿瘤放射治疗的前沿水平。目前适形调强放射治疗已成为肿瘤放射治疗的发展方向和主流，被国际医疗学术界普遍推崇。利用适形调强照射技术可最大程度地提高肿瘤治疗剂量和剂量分布的合理性，最大程度地保护健康组织免受不必要的照射，提高肿瘤治愈率和控制率，尽量减少放射治疗并发症，提高患者生存质量。由于该技术的应用使正常组织照射量减少而得到更好的保护，使得过去许多因正常组织不能耐受大剂量照射而难以治疗的患者得以治疗，同时也极大地改善了那些过去认为治疗困难或治疗效果差的肿瘤的治疗效果，为更多的肿瘤患者提供了治疗机会和治疗选择。诺力刀可广泛用于全身各部位肿瘤的治疗，治疗适应证广，治疗自动化程度高，治疗精确、安全、可靠，治疗效果好，可为广大患者选择和接受，应用前景广阔。

4. 什么叫伽马刀？

伽马刀又称立体定向伽马射线放射治疗系统，是一种融合现代计算机技术、立体定向技术和外科技术于一体的治疗性设备，它将钴-60发出的伽马射线几何聚焦，集中射于病灶，一次性、致死性的摧毁靶点内的组织，而射线经过人体正常组织几乎无伤害，并且剂量锐减，因此其治疗照射范围与正常组织界限非常明显，边缘如刀割一样，人们形象地称之为"伽马刀"。

伽马射线立体定向放射治疗系统，是一种融立体定向技术和放射外科技术于一体，以治疗颅脑疾病为主的立体定向放射外科治疗设备。它采用伽马射线几何聚焦方式，通过精确的立体定向，将经过规划的一定剂量的伽马射线集中射于体内的预选靶点，一次性、致死性地摧毁点内的组织，以达到外科手术切除或损毁的效果。病灶周围正常组织在焦点以外，仅受单束伽马射线照射，能量很低，而免于损伤。犹如用放大镜聚焦阳光，聚焦的焦点热量可点燃物品，而焦点外的阳光则安全。用伽马射线代替手术刀，其治疗照射范围与正常组织分界非常明显，边缘如刀割一样，人们形象地称之为"伽马刀"。

5. 什么是X刀？

X刀是一种放射治疗设备，它采用立体定向原理和技术，对人体内肿瘤施行精确定位，将窄束放射线聚集于靶点，给予较大剂量照射，使肿瘤产生局灶性破坏而达到治疗目的。治疗设备由直线加速器，一套不同直径的用高密度材料做成的限光筒（10～35毫米），通过计算机控制的治疗计划系统和一套立体定位框架组成。该系统在使用时能够产生如同刀切的效果，所以叫X刀。

X刀治疗步骤：

①固定照射部位。

②影像学信息的获取，CT、MRI 扫描，脑血管造影。

③计算机对影像学信息的处理，算出病灶的三维立体位置及形状，定出坐标值。

④设计靶区的剂量分布，制定治疗计划，画出等剂量线图。

⑤将载有患者的头架定位在治疗系统上，将靶点定位到等剂量中心。

⑥实施质量控制，必须严格执行每一个环节的质量控制。

⑦实施立体定向放射治疗。

⑧治疗结束后的相应处理。

X 刀主要用来治疗颅内小于 5cm 的病变以及鼻咽部肿瘤等其他肿瘤。对于颅内病变，主要适用于：①颅内实体瘤，包括良性和恶性肿瘤。如听神经瘤、脑膜瘤、脊索瘤、垂体瘤以及颅内原发的恶性肿瘤和转移瘤。必须强调的是对于颅内恶性肿瘤不能单纯用 X 刀治疗，而必须把 X- 刀与外照射结合起来；②颅内动静脉畸形、颅内动静脉瘤；③颅内功能性疾病，如顽固的癫痫、三叉神经痛、帕金森综合征等。

X 刀和伽马刀在治疗原理上是完全一致的，但伽马刀更适合于治疗颅内小于 30mm 的实体瘤，尤其是良性肿瘤和功能性疾病以及颅内动静脉畸形。

6. 什么是射波刀？

射波刀（cyber knife），又称立体定位射波手术平台、网络刀或电脑刀，是全球最新型的全身立体定位放射外科治疗设备。它可治疗全身各部位的肿瘤，只需 1 ~ 5 次的照射，即可杀死肿瘤组织，是唯一综合无伤口、无痛苦、无流血、无麻醉、恢复期短等优势的全身放射手术形式，患者术后不需住院。

射波刀是由美国斯坦福大学在吸取了以往肿瘤治疗技术的基础上研制出的治疗肿瘤的全新技术，是医学史上唯一精准度在1mm以下、不需要钉子固定头架而能治疗颅内与全身肿瘤的放射外科设备，是治疗肿瘤领域的伟大突破。

　　射波刀的技术核心是交互式机器人技术，一体化的系统可持续接收到患者位置、肿瘤位置和患者呼吸运动的反馈。根据反馈的信息，射波刀自动持续地以低于微米级的精度定位每一次的治疗光束。具体来说，它具有以下几个突出的特点：

　　（1）同步呼吸跟踪肿瘤：有些患者，肿瘤会随着呼吸运动而运动，此时，射波刀可利用巡航导弹卫星定位技术，追踪肿瘤在不同时间点的运动轨迹，然后指令机械手随着肿瘤运动同时运动，确保照射时加速器始终对准肿瘤，最大限度地减少了正常组织的损伤。

　　（2）灵活的机器人手臂：在外形上，射波刀最大的特点是拥有精密、灵活的机器人手臂。这个有6个自由度级的精密机器手臂，为治疗提供了最佳的空间拓展性及机动性。能有多达1200条不同方位的光束，从而将照射剂量投放到全身各处的病灶上，真正实现从任意角度进行照射，既大大减少了肿瘤周围正常组织及重要器官的损伤，又有效减少了放射并发症的发生。

　　（3）多个肿瘤同时治疗：射波刀拥有上千条入射光束，可以将多个肿瘤的"手术"安排在同一治疗计划中，同时对不同部位各个不相邻的肿瘤进行治疗。当然，它也能够治疗位置不固定的肿瘤及不规则形状的肿瘤，小于6cm的早期肿瘤可彻底消除。

　　射波刀灵活准确的治疗特点使之能够治疗使用常规设备难以接近的颅内损伤，例如脑膜瘤、鼻咽癌等，因而射波刀能够对全身大部分器官和组织的肿瘤进行治疗。此外，由于射波刀治疗过程中无创、无出血、无痛、不需麻醉，"手术"完成后无需麻醉恢

第四篇　肺癌是可以治疗的

复时间，门诊式的就诊治疗方式，极大地方便了患者。与普通外科手术相比，患者治疗后的恢复期也明显缩短。

射波刀诸多的优越性，使它成为目前世界上最先进的神经系统肿瘤和病变放射治疗系统之一，是唯一利用人体骨架结构作为目标定位参考点的系统，也是唯一能够治愈脊柱和脊髓损伤的自动化立体定向放射治疗系统。

（1）射波刀治疗没有痛苦：射波刀在治疗颅内和脊椎附近肿瘤的时候，采用影像引导技术，利用颅骨或脊椎上的骨性标记，实现对病灶位置精确定位，完全实现无创治疗。对于体部肿瘤，如肺部受呼吸运动影响大的肿瘤，利用呼吸跟踪技术，实时、精确追踪杀死肿瘤细胞。

（2）射波刀治疗适用的患者：肿瘤长在靠近对放射线敏感的组织；形状复杂的肿瘤；经过其他放疗照射的肿瘤；手术后复发的肿瘤；很难通过外科手术切除的肿瘤；身体太虚弱不宜行手术治疗的患者；有其他疾患不能手术治疗的患者；拒绝外科手术的患者。

（3）射波刀治疗的流程

①门诊：患者在门诊就诊，专科医生根据肿瘤大小、部位、形态、患者状况等，决定行射波刀治疗；

②准备：患者到放疗科行体位固定（需要 10 ～ 30 分钟）；

③获取影像：放疗科工作人员为患者进行 CT 定位（20 分钟）；

④制订治疗计划：放疗科物理师制定治疗计划（1 ～ 2 天）；

⑤放射治疗：治疗师根据计划实施手术治疗（1 ～ 5 天，无需住院）。

常规放射治疗和射波刀采用同样的放射源 −6MV 高能 X 线，因此，同属放射治疗。但是由于射波刀独特的设计，如灵活的机械臂，精巧的加速器，精准的 6 维治疗床，实时的影像引导定位和影像跟踪，同步呼吸跟踪，使得射波刀的特性超出了常规加速器，达到了放射外科的高度。

7. 什么是陀螺刀？

陀螺刀全称为陀螺旋转式钴-60（^{60}CO）立体定向放射外科治疗系统。

陀螺旋转式^{60}CO立体定向放射外科治疗系统是目前世界上最先进的精确放疗设备之一，它采用了航天陀螺仪的旋转原理，将^{60}CO聚焦放射源安装在两个垂直方向同步旋转的陀螺结构上。

其陀螺旋转三次聚焦形成的特有的"陀螺峰"剂量场，超越了质子和重离子的"布拉格峰"形成的剂量场，高精度的自动化控制达到了国际领先水平。该放疗系统性能超越了售价近亿美元的质子治疗系统，具备强有力的市场竞争力。

最新研制的陀螺刀的升级产品，又将最先进的医学影像自动跟踪技术、热增敏技术、弹珠填充调强技术巧妙地结合起来。

8. 什么是中子刀？

中子刀并非真正意义上的"刀"，而是一种放射治疗，是一种融核物理学、放射生物学、生动控制、计算机等多门学科为一体的大型现代放射治疗肿瘤设备，简称中子刀。中子刀的工作原理是：利用中子射线对恶性肿瘤内乏氧细胞杀伤力大、照射后几乎没有致死（或亚致死）损伤修复、复发率低的独特优势，在确诊肿瘤的位置和体积后，用特制的施源器插入人体腔道内（或植入组织间），再通过自动控制系统和送源机构将中子源送入施源器中，准确地置于肿瘤病灶部位，按照治疗计划系统事先已规划的治疗方案，对病灶进行确定剂量的区间照射，从而达到最大程度地杀死肿瘤组织、保持正常组织损伤较小的目的。

9. 什么是质子刀？

质子刀是利用普通物理高能加速器或医用质子加速器发射的质子束，进入机体后产生的电离作用，使肿瘤受到高剂量照射，而肿瘤周围正常组织受到保护，从而杀灭肿瘤细胞。

质子刀之原理为利用带正电荷的质子在电场中持续加速，达到一定速度和能量之后，射入标的物之内，利用布拉格尖峰（bragg peak）之现象对特定标的物之结构在某一深度位置释放大量能量，以达到对特定区域进行破坏之目的。质子刀属于质子加速器的一种应用，早期质子加速器都是应用在粒子物理学上的质子加速撞击以发现新的粒子；全世界最大的质子加速器设置于欧洲核子研究中心（CERN）。目前已趋成熟的质子加速器技术则应用到许多不同的商业领域。

（1）质子刀适应证：质子刀适用于病变范围较为局限、周围正常组织比较敏感需要特殊保护、病变及周围组织活动度较小、病变范围清晰的病变。如前列腺癌、眼黑色素瘤、脑胶质瘤、垂体瘤、脑膜瘤、颅底肉瘤、颅底脊索瘤等颅内肿瘤、脊柱旁肿瘤等。

（2）禁忌证：正常组织活动度较大的，病变与正常组织分界不清晰的，或病变较为广泛者。

（3）质子刀不良反应小

①穿越速度极快，在穿越的路径上只会释放出少数的能量，只有在达到治疗深度时才会突然降低并停止，释出大量能量，能量骤然释放骤然衰减，所以放射线对途经的正常组织影响不大。

②因为质子的质量大，散射少，半影小，减少了对周围正常

组织的照射。

③质子射线质子与肿瘤组织的相互作用，主要通过与原子核外的电子碰撞传递能量，经调节能量来控制射程深度，辐射方向和部位，将最大能量点控制在肿瘤边界。

10. 肺癌患者宜选用哪些刀进行治疗？

放疗可分为根治性和姑息性两种，根治性对于病灶局限、因解剖原因不便手术者或患者不愿意手术，有报道少部分患者5年无肿瘤复发。若辅以化疗，则可提高疗效。姑息性放疗目的在于抑制肿瘤的发展，延迟肿瘤扩散和缓解症状。对控制骨转移性疼痛、骨髓压迫、上腔静脉综合征和支气管阻塞及脑转移引起的症状有肯定的疗效，可使60%～80%咯血症状和90%的脑转移症状获得缓解。

放疗对小细胞肺癌效果较好，其次为鳞癌和腺癌，其放射剂量以腺癌最大，小细胞癌最小。一般40.0～70.0Gy（4000～7000rad）为宜，分5～7周照射。重度阻塞性肺气肿患者，易并发放射性肺炎，使肺功能受损害，宜慎重应用。放射性肺炎可用肾上腺糖皮质激素治疗。

各期肺癌的放疗选择：

$T_{1～2}～N_0$：术后放疗无益有害。

$T_{1～2}N_1$：术后放疗对生存率无影响，但局部复发率减少（1%对21%）。

N_2：术后放疗降低局部复发（59%对27%），从而延长无病生存率。

T_3和部分T_4应合并放疗。上腔静脉压迫综合征、脑转移、骨转移应选择放疗。

因内科疾病或患者拒绝手术的Ⅰ、Ⅱ期肺癌，应予根治性放疗。

治疗的联合方式是：小细胞肺癌多选用化疗和放疗加手术，非小细胞肺癌首选手术，然后是放疗或化疗。但少数Ⅰ、Ⅱ期小细胞肺癌患者也可选用手术治疗，然后用化疗和放疗，而非小细胞肺癌因肺功能或患者机体情况不允许手术或肿瘤部位或Ⅲ期部分患者失去手术机会者可先行放疗和化疗，后争取手术治疗。

11. 什么叫近距离放射治疗？

近距离放射治疗（取自希腊 brachys 一词，意思是短距离），也称作内照射放疗、密封源式放射治疗、镭疗法或内部镭疗法，是放射治疗的一种形式，即将放射源放置于需要治疗的部位内部或附近。近距离放射治疗被广泛应用于宫颈癌、前列腺癌、乳腺癌和皮肤癌的治疗，也同样适用于许多其他部位的肿瘤治疗。近距离放疗可单独进行或与其他疗法，如外科手术、外照射放疗（EBRT）和化疗结合。

不同于外照射放疗，即高能量的 X 射线从体外照射肿瘤。近距离放疗是将放射源准确地放置于癌变肿瘤的区域。近距离放疗最大的特点是：照射只影响到放射源周围十分有限的区域。因而，可减小距离放射源较远的正常组织受到的照射量。此外，在治疗过程中，如果患者或体内的肿瘤发生移动，放射源还能保持相对于肿瘤的正确位置。近距离治疗的这些特色使其具备了外照射无法企及的多种优点——肿瘤可以接受局部高剂量治疗，同时周围的健康组织所获得的不必要的损伤也大大降低。

同其他放射治疗技术相比，近距离治疗的疗程更短，有助于降低在每次治疗间隙存活癌细胞分裂与生长的概率。与外照射治疗相比，患者可以减少住院就医的次数。治疗通常是以门诊的形式进行，为患者提供了更加直接、便捷的就医方式。近距离治疗的这些特点保证了大多数患者对近距离放疗良好的耐受性。

近距离放疗可有效治疗多种类型的癌症。治疗结果表明，近距离治疗的治愈率与手术或外照射相近。当这些技术相界定不同类型的近距离治疗，可依据：①治疗靶区放射源的放置方式；②肿瘤接受到的剂量率或"强度"；③剂量照射的持续时间。

根据放射源的放置方式，近距离治疗可分为两大类型：组织间插植式和接触式。

组织间插植近距离治疗是放射源被直接放置于靶区组织内，如前列腺或乳腺。

接触式近距离治疗是将放射源放置于靠近靶区组织的空间。这个空间可以是体内的空腔（腔内近距离治疗）如：宫颈、子宫或阴道；体内管腔（管腔内近距离治疗）如：气管、食管；或外部（敷贴式近距离治疗）如：皮肤。放射源也可放置于血管中（血管内近距离治疗）治疗冠状动脉支架内再狭窄疾病。

近距离治疗的剂量率指的是放射源对周围介质的照射剂量的水平或"强度"，并以格瑞每小时（Gy/h）来表示。

低剂量率（LDR）近距离放疗是指植入的放射源的照射剂量率在 2Gy/hr 之内。低剂量率的近距离治疗通常适用于口腔癌、咽癌、肉瘤和前列腺癌。

中剂量率（MDR）近距离放疗的特点是应用中等剂量率的放射源进行治疗，剂量率范围为 2 ～ 12Gy/hr。

高剂量率（HDR）近距离放疗是指剂量率超过 12Gy/hr 的情况。高剂量率近距离治疗最常见的治疗部位包括：宫颈、食管、肺、乳腺和前列腺。多数高剂量率治疗是以门诊的形式进行，但也会因为治疗身体部位的不同而有所变化。

脉冲式剂量率（PDR）近距离放疗包括短时脉冲式照射。通常每次治疗 1 小时，以模拟低剂量率治疗的总剂量率及疗效。脉冲式近距离治疗通常可治疗妇科及头颈部肿瘤。

放射源在靶区的放置方式，分为短期和永久。

短期近距离治疗是指在放射源撤回前停留一段固定的时间（一般是几分钟或几小时）。具体的治疗时间长短受许多因素影响，包括治疗剂量率、肿瘤的类型、大小、位置。对于低剂量率及脉冲式剂量率近距离放疗，放射源通常要在治疗部位停留时间达 24 小时，但高剂量率近距离放疗，治疗时常通常只有几分钟。

永久性近距离治疗，也称为粒子植入，是指将小的低剂量率放射性粒子或小球（大约为米粒的大小）植入肿瘤或治疗位置，永久地留在体内，放射性逐渐衰减。几周或几个月后，放射源放出的放射性水平会趋近于零。不具有放射性的粒子将永久留在治疗部位，不再具有任何作用。永久性近距离治疗大多用于前列腺癌症的治疗，结合时，治愈率更高。另外，近距离治疗产生副作用的风险更低。

12. 什么是腔内后装放疗，什么样的患者适合选择腔内后装放疗？

后装是一种近距离放疗技术（近距离放疗是指放射源与病灶的距离在 5mm ～ 5cm 以内），先在患者的治疗部位放置不带放射源的容器，然后在安全防护条件下或用遥控装置。将放射源通过导管送到已安放在患者体腔内的放射容器内，进行放射治疗，由于放射源是后来装上去的，故之为后装式，简称后装。

后装近距离放疗有以下优点：利用人体自然腔管，无创伤、无痛苦，使放射源直接靠近肿瘤表面，直接杀伤肿瘤细胞，而对正常组织无损伤，即最大限度地保护了正常组织，减轻放射治疗副反应。现代后装机还配有内锁、自检、报警和紧急退出等装置，在治疗过程中，任何一部未达到要求，均可终止治疗，从而保证治疗及防护的安全性。后装机因其"功率"高，短时间内就达到治疗所需剂量，大大地缩短了治疗时间，减少治疗次数，迅速缓解症状，达到治疗目的。

后装放疗技术。临床上多与外照射放疗结合用于宫颈癌、宫体癌、阴道癌、鼻咽癌、鼻窦癌、食管癌、支气管肺癌、直肠癌、胆管癌、膀胱癌等的腔内放疗，骨肉瘤、舌癌、乳腺癌、前列腺癌、皮肤转移癌的组织间插植治疗以及肿瘤表面、癌性溃疡的敷贴放疗。尤其在晚期宫颈癌大出血的抢救中，后装放疗能够在短短数分钟内达到止血的目的，且因放射源紧贴宫颈肿瘤部位，肿瘤局部的剂量很高，而且直肠和膀胱的剂量很低，从而达到消灭肿瘤和保护直肠和膀胱的双重作用。另外在支气管肺癌、食道癌和直肠癌的治疗作用中亦很突出，可以在短时间内达到消退肿瘤，缓解阻塞症状的效果。

13. 哪些肺癌患者应选择放射性粒子植入？

对发生于气管－支气管内、肺内的肿瘤以及纵隔内转移的淋巴结，均可植入放射性粒子。

（1）气管内－支气管内肿瘤

①对气管或支气管癌伴有梗阻症状者。

②对肺癌手术后病理检查发现气管残端有癌残留或支气管镜复查发现手术残端有复发者。

③根治外照射后，X光片示肿瘤完全消失，但腔内残留者。

④放疗或其他治疗后，腔内肿瘤复发或临近器官肿瘤侵入气管腔内的晚期肿瘤患者，可行姑息性放疗，以改善生存质量，减轻痛苦。

⑤腔内肿瘤伴咯血患者，内科保守治疗或外照射治疗无效，可行瘤内植入放射性粒子，具有良好的止血效果。

⑥对弥漫管壁型肿瘤，可将放射性粒子装在内支架的壁上（称为放射性粒子支架），起到一举两得的作用。

（2）气管－支气管周围肿瘤或淋巴结转移：可在气管镜或CT引导下，按照放射性粒子治疗计划系统，将所需的粒子植入到淋巴结内。

（3）肺内肿瘤：粒子植入治疗非小细胞肺癌的适应证如下。

①肺功能储备较差，不能耐受手术的患者。

②病变在肺门，并浸润周围大血管，无法安全手术切除。

③病变扩展至纵隔、气管、食管、主动脉、上腔静脉或心包。

④肿瘤侵犯胸壁或脊椎，无法彻底手术切除。

⑤肿瘤直径小于5cm。

⑥肿瘤直径大于5cm，可与氩氦刀、微波、射频及化疗粒子等多种方法联合应用。

14. 精确放疗与普通放疗有什么区别？

传统放疗靶区定位不精确、剂量计算误差大；而精确放疗实现了精确定位、精确计划、精确照射的目标，达到了疗效好、副作用小、疗程短、不开刀、不出血、无痛苦的综合目标，开创了肿瘤治疗的新纪元。

表 4-1　精确放疗与普通放疗的区别

比较参数	精确放疗	普通放疗
定位方式	CT 模拟机定位	X-线模拟机定位
体位固定装置	有	无
定位误差	小于 2mm	10 ~ 20mm
剂量计算	三维治疗计划系统计算	手工计算
剂量误差	小	大
照射野	适合肿瘤形状的不规则野	多采用矩形野
肿瘤剂量	容易提高	难以提高
正常组织受量	容易降低	难以降低
照射野设计	三维非共面多野	两维共面少野
疗效	疗效大幅度提高，副作用小	疗效难以提高，副作用大
费用	高	低

15. 放疗与化疗分开进行好还是同步进行好？

　　同步放化疗指的是同时接受化疗及放射线治疗，用小剂量化疗加强放射线治疗的效果。放疗是局部治疗，就是利用射线照射局部的病变组织，杀伤或杀灭肿瘤细胞的手段，部位选择性高，对全身其他组织的影响小，但对转移病灶没有疗效；而化疗则是全身性治疗，利用药物在全身发挥作用，有针对性地对生物活性比较高地杀伤或杀灭恶性细胞，但同时也大大损伤了正常的组织器官，所以会出现恶心呕吐、脱发、骨髓抑制等副作用，但对于早期可能出现的转移有抑制或阻断效果。两者结合，各取长处。有时候可以收到比较好的效果，甚至本来较晚期无法手术的病例在这些治疗后肿瘤降期重新获得手术机会了。同步化疗则是在放射线治疗的前、中、后期分别给予小剂量化疗以增加组织对放射线的敏感度，常需住院治疗（单独放射线治疗则不需住院）。

近几年的多中心随机研究和荟萃分析表明，同步放化疗优于单纯放疗或单纯化疗，与手术效果相似，同步放化疗优于序贯放化疗。同步放化疗适合于一般情况好、70 岁以下的患者，有严重内科疾病的患者不宜采用同步放化疗。同步放化疗中放疗规范包括正确的定位、制定治疗计划，不必进行淋巴结预防照射。其中的化疗方案包括 CE、TP、DP、GP 等，总化疗周期不应超过 4 个周期，同步放化疗前不必进行诱导化疗，同步放化疗后的巩固化疗尚存争议。多种含铂化疗方案的比较显示疗效相近，每周和每日方案比较疗效及毒性相似。培美曲塞加卡铂是可选择的新的化疗方案。同步放化疗在治疗开始进行好于诱导化疗后进行，与分子靶向药物联合是新的治疗方向。

第四章　生物免疫及分子靶向治疗

1. 什么是生物免疫治疗？

肿瘤生物治疗是一种新兴的、具有显著疗效的肿瘤治疗模式，是一种自身免疫抗癌的新型治疗方法，是通过生物反应调节剂来治疗肿瘤患者。生物反应调节剂的概念及范围较广，既包括一大类天然产生的生物物质，又包括能改变体内宿主和肿瘤平衡状态的方法和手段。虽然机制多种多样，但不外乎两大方面：通过干扰细胞生长、转化或转移的直接抗肿瘤作用和通过激活免疫系统的效应细胞及其所分泌的因子来达到对肿瘤进行杀伤或抑制的目的。随着现代生物技术的发展，生物治疗日趋重要，已经成为治疗肿瘤的第 4 种手段了。

生物免疫治疗的优势在于，它克服了手术、放疗、化疗3种传统疗法"不彻底、易复发、副作用大"等弊端，做到精确杀瘤，绿色杀瘤，温和杀瘤。该疗法取自自体免疫细胞，来源充足，回输到人体后不会产生排异反应，直接瞄准肿瘤细胞出击而不损害正常的细胞组织，开启了肿瘤无创疗法的新篇章。

生物免疫治疗能取得以下治疗效果：

（1）消除残余肿瘤细胞，无病生存期延长。

（2）肿瘤病灶缩小、肿瘤淋巴结恢复正常。

（3）肿瘤标志物浓度下降、胸腹水减少或消失。

（4）病情稳定，患者生命延长。

（5）患者生活质量改善，如体重增加、食欲提高、睡眠质量改善、疼痛减少、减轻化疗带来的副作用。

2. 目前比较有效的生物免疫治疗有哪些？

生物免疫疗法包括细胞因子治疗、免疫细胞治疗、基因治疗、分子靶向治疗等。

（1）细胞因子治疗：细胞因子是免疫细胞产生的一大类能在细胞间传递信息、具有免疫调节和效应功能的蛋白质或小分子多肽。化学性质大都为糖蛋白。主要有：干扰素（IFN）、白介素（Interleukin）、集落刺激因子（CSF）等。

（2）免疫细胞治疗：目前常用的方法有干细胞、间充质细胞、淋巴因子激活的杀伤细胞（LAK）、树突状细胞（DC）、细胞因子诱导的杀伤细胞（cytokine induced killer，CIK）等。

免疫细胞治疗是通过采集人体自身免疫细胞，经过体外培养，使其数量呈千倍增多，靶向性杀瘤功能增强，然后再回输到人体来杀灭血液及组织中的肿瘤细胞的一种治疗手段。生物免疫治疗

第四篇　肺癌是可以治疗的

既能系统精确地歼灭癌细胞，又能增强机体的免疫能力，达到"防治并举、标本兼治"的治疗效果。近年来，随着生物医学科技的飞速发展，肿瘤的生物免疫治疗被越来越广泛地应用到肿瘤的治疗中，成为继手术、放疗、化疗后的第 4 种肿瘤治疗手段。

目前国内常用的有自体细胞回输和异体干细胞培养后输注。

LAK 细胞并非是一个独立的淋巴群或亚群，而是 NK 细胞或 T 细胞体外培养时，在高剂量 IL-2 等细胞因子诱导下成为能够杀伤 NK 不敏感肿瘤细胞的杀伤细胞，称为淋巴因子激活的杀伤细胞（lymphokine activated killer cells，LAK）。目前应用 LAK 细胞过继免疫疗法（adoptive immunotherapy）与直接注射 IL-2 等细胞因子联合治疗某些肿瘤，已取得一定的疗效。

自然杀伤细胞（natural killer cell，NK）是与 T、B 细胞并列的第 3 类群淋巴细胞。NK 较大，含有胞浆颗粒，故称大颗粒淋巴细胞。NK 可非特异直接杀伤靶细胞，这种天然杀伤活性既不需要预先由抗原致敏，也不需要抗体参与。NK 杀伤的靶细胞主要是肿瘤细胞、病毒感染细胞、较大的病原体（如真菌和寄生虫）、同种异体移植的器官、组织等。

树突状细胞（DC）是正常人体内存在的一种具有强大的抗原提呈功能的一类特殊的细胞，被喻为机体的"天然佐剂"，能够直接摄取、加工和呈递抗原，刺激体内的初始型 T 细胞活化，是机体免疫应答的"启动者"。此外 DC 还可以通过直接或间接方式促进 B 细胞的增殖与活化，调控体液免疫应答；刺激记忆 T 细胞活化从而诱导再次免疫应答；与 NK 相互作用影响非特异性的、天然免疫应答。因此，DC 被称为机体内免疫应答反应的"始作俑者"。DC 处于肿瘤免疫的关键环节，能摄取和加工处理肿瘤抗原并调动机体主动特异性抗肿瘤免疫反应杀伤肿瘤细胞。

抗原致敏的人树突状细胞是一种应用于肿瘤患者的抗肿瘤治

疗的细胞制品。从患者自体外周血中分离的单核细胞，在体外特定条件下诱导成为具有强大抗原提呈功能的 DC，在体外经自体肿瘤抗原致敏，再将致敏的 DC 回输至患者体内，携带肿瘤抗原的 DC 会将抗原信息提呈给特异性 T 细胞并使之活化，从而诱导机体产生大量具有特异性细胞毒性功能的 T 淋巴细胞，对肿瘤细胞具有特异性杀伤作用。

CIK 细胞治疗，又称 CIK 过继细胞治疗，它是将人体外周血单个核细胞在体外模拟人体内环境，用多种细胞因子共同培养增殖后获得的一群异质细胞，它具有显著的识别和杀伤人体各种肿瘤细胞和病毒的活性，其中 $CD_3^+CD_{56}^+$ 细胞是 CIK 细胞群体中主要的效应细胞，兼具有 T 淋巴细胞强大的抗癌活性和 NK 细胞的非 MHC 限制性杀瘤优点，因此又被称为具有 NK 细胞作用的 T 淋巴细胞。

DC-CIK 细胞就是这一技术的主导部分。CIK，它是将肿瘤患者的外周血淋巴细胞在体外与多种细胞因子共培养后所获得的异质细胞群。CIK 细胞具有增殖快速、杀肿瘤力强、杀瘤谱广、对正常细胞无杀伤作用、对耐药肿瘤敏感、可调整人体的免疫状态、刺激骨髓造血等重要作用，是目前已知活性最高的非特异性杀伤免疫效应细胞。将 CIK 细胞和同源 DC 细胞共培养后即可获得 DC-CIK 细胞。它既可促进 DC 细胞的成熟，更能促进 CIK 的增殖，并加强其抗肿瘤活性。DC 细胞是机体免疫应答的始动者，能够诱导持久有力的特异性抗肿瘤免疫反应；CIK 细胞可通过非特异性免疫杀伤作用清除肿瘤患者体内微小残余病灶，所以负载肿瘤抗原的 DC 与 CIK 的有机结合（即 DC-CIK 细胞）能产生特异性和非特异性的双重抗肿瘤效应，二者具有一定的互补作用，联合应用可取得"1+1 > 2"的治疗实效，也可以有效地防止肿瘤细胞的转移和复发，给患者生命的希望。

ACTL 肿瘤细胞靶向治疗技术：是将无致病性的野生型腺相关

病毒（Adeno-associated virus，AAV）通过基因重组技术改建为携带特定肿瘤相关抗原决定簇基因的重组腺相关病毒，感染患者的外周血单核细胞（Monocytes，Mo），经细胞因子诱导，单核细胞转化为具有强大抗原提呈功能的 DC，进而可刺激产生有效杀伤肿瘤细胞的特异杀伤性 T 淋巴细胞（Cytotoxic T lymphocytes，CTL）。所产生的 CTL 具有肿瘤抗原特异性，即靶向性。DC 刺激产生的 CTL 仅针对某种或数种肿瘤相关抗原阳性的肿瘤细胞以及 PSMA 阳性的肿瘤新生血管内皮细胞具有杀伤作用，对抗原阴性的细胞无任何作用。

ACTL 采用携带肿瘤抗原基因的重组腺相关病毒能够高效率地感染人树突状细胞（DC），感染效率高达 95%。而传统的以蛋白或多肽感染人树突状细胞（DC）的效率较低，在 15% 以下。被感染的树突状细胞在体外能够有效地激活 T 淋巴细胞，产生 ACTL，而且数量达 10^9 以上。而传统的 DC 细胞在体内激活 T 淋巴细胞，但受限于患者的免疫系统微环境，使得 DC 细胞激活 T 细胞效率较低。

目前临床研究初步观察的结果表明，治疗效果令人满意。这些患者绝大多数为 IV 期的癌症患者，并经过化学治疗，放射治疗，激素治疗或其他治疗无效或复发。在接受 3 个月以上的 ACTL 治疗后，大多数患者的临床症状有不同程度的缓解，例如已经发生骨转移的前列腺癌或乳腺癌患者的骨疼痛明显缓解或消失。经治疗，绝大多数患者的血清肿瘤标记物均有不同程度的下降，甚至恢复正常。而且更为重要的是大多数患者治疗后的 CT、PET-CT 以及骨扫描等物理检查结果表明，转移病灶均有不同程度的减少甚至消失，尤其是针对淋巴结转移病灶效果明显。在治疗期间，患者的生活质量得到提高。但如果癌症患者尚未处于晚期阶段（IV 期以下），治疗效果可能更佳。

目前该方法费用较高，尚未在临床普及应用。

（3）基因治疗：肿瘤的发生与正常细胞突变有关，这种突变与正常细胞内某些监控正常细胞生物反应步骤的基因发生突变或灭活有关。基因治疗通过腺病毒作为载体，把正常基因转染入肿瘤细胞内，以达到控制肿瘤增殖，诱导其凋亡目的。目前大多处于实验阶段，国内上市的 P53 基因、热休克蛋白等基因治疗药物有一定疗效。

（4）分子靶向治疗：所谓的分子靶向治疗，是在细胞分子水平上，针对已经明确的致癌位点（该位点可以是肿瘤细胞内部的一个蛋白分子，也可以是一个基因片段），来设计相应的治疗药物，药物进入体内会特异地选择致癌位点来相结合发生作用，使肿瘤细胞特异性死亡，而不会波及肿瘤周围的正常组织细胞，所以分子靶向治疗又被称为"生物导弹"。

3. 什么是分子靶向药物？

随着医学的发展，人类对肿瘤细胞生物学和遗传学有了更深一步的认识，对人体恶性肿瘤的发生、发展有进一步的了解达到细胞分子水平（近来提及到生物信息网络体系）。科学家研究在人体中哪些是致癌基因、抑癌基因；哪些是发生肿瘤的驱动基因；什么因素或条件破坏了体内调节因子的平衡，启动了哪些信号使得肿瘤细胞进入了程序化的快速生长；哪些因素使得肿瘤细胞凋亡减少患上癌症；恶性肿瘤在体内生长的微环境对其发生、发展有什么样的影响；给恶性肿瘤生长提供营养的肿瘤血管是怎样形成的等围绕肿瘤发生、发展的各环节展开的研究也由细胞生物学水平转变到分子生物学水平。科学家们研究利用什么样的物质（药物）能够干扰或阻断恶性肿瘤细胞在发生发展进程中的某个点

（终止某些程序），进而终止肿瘤细胞生长并使其消退。由此孕育而生的一类全新的药物称之为分子靶向药物。

靶向药物进入临床已有 10 多年的历史，近几年靶向药物的临床研究更是硕果累累。这类药物的共同特点是对肿瘤细胞生成过程中作用的靶点明确，故有较好的治疗疗效；毒副作用相比细胞毒药物轻微；给药方式便捷，多为口服用药。

根据药物的作用靶点和性质，可将主要分子靶向治疗的药物分为以下几类：

（1）小分子表皮生长因子受体（EGFR）酪氨酸激酶抑制剂，如吉非替尼（Gefitinib，Iressa，易瑞沙）；埃罗替尼（Erlotinib，Tarceva，特罗凯）；埃克替尼（Icotinib，conmana，凯美纳）。

（2）抗 EGFR 的单抗，如西妥昔单抗（Cetuximab，Erbitux，爱必妥）。

（3）抗 HER-2 的单抗，曲妥珠单抗（Trastuzumab，Herceptin，赫赛汀）。

（4）Bcr-Abl 酪氨酸激酶抑制剂，如伊马替尼（Imatinib，Glivic）。

（5）抗血管生长药物：①血管内皮生长因子受体抑制剂，如贝伐单抗（Bevacizumab，Avastin）；②重组人血管内皮抑素，如恩度（ENDOSTAR，rh-Endostatin）。

（6）抗 CD_{20} 的单抗，如利妥昔单抗（Rituximab）。

（7）IGFR-1 激酶抑制剂，如 NVP-AEW541。

（8）mTOR 激酶抑制剂，如雷帕霉素（Rapamycin）；替西罗莫司（Temsirolimus，CCI-779）。

（9）泛素—蛋白酶体抑制剂，如硼替佐米（Bortezomib）。

（10）其他，如 Aurora 激酶抑制剂，组蛋白去乙酰化酶（HDACs）抑制剂等。

肿瘤细胞中的信号传导结构是一个复合的、多因素交叉影响的蛋白网络系统，它能通过有效的联络将上游的启动性因子信息转化成下游的效应性的结果。因此仅阻断一个因素（靶点）达到对肿瘤细胞生长的全部信息传导作用是不够客观的。由此科学家又研究出多靶点的抗肿瘤药物：甲苯磺酸索拉菲尼（多吉美）、苹果酸舒尼替尼（索坦）等药物。

4. 治疗肺癌新的分子靶向药物有哪些？

肿瘤分子靶向治疗是指针对参与肿瘤发生发展过程的细胞信号传导和其他的生物学途径的治疗手段，广义的分子靶点包括了参与肿瘤细胞分化、周期、凋亡、细胞迁移、浸润行为、全身转移等过程的、从 DNA 到蛋白/酶水平的任何亚细胞分子。非小细胞肺癌（NSCLC）靶向治疗目前主要包括单克隆抗体、抑制酶/蛋白活性的小分子药物、抑制蛋白翻译的反义 RNA 以及与细胞内分子特异性作用的药物及抗血管生成药物等。

下面介绍目前常用于临床治疗晚期 NSCLC 的靶向药物：

（1）小分子表皮生成因子受体酪氨酸激酶抑制剂（EGFR-TKIs）。表皮生长因子受体（EGFR）位于细胞膜上，是个跨膜的受体包括细胞外配体结合区，锚定跨膜区和具有酪氨酸激酶活性的细胞内区。生长因子（EGF）与受体结合，在酪氨酸激酶作用下激活下游信号传导系统，引起细胞核内靶基因的激化和转录，进而促进肿瘤细胞增殖、侵袭、转移、血管生成并抑制肿瘤细胞凋亡。小分子酪氨酸激酶抑制剂（厄罗替尼、吉非替尼、埃克替尼）作用于胞内段的酪氨酸激酶功能区，爱必妥单抗作用于细胞膜外酪氨酸激酶功能区，其结果抑制了酪氨酸激酶活化，进而阻止肿瘤细胞增长。

目前在国内市场应用的药物有进口产品：吉非替尼；埃罗替尼。我国自主研发的产品：埃克替尼。早期临床研究吉非替尼和厄洛替尼试验，均选择了既往含铂方案治疗无效的晚期 NSCLC 进行二线、三线治疗的患者入组。在 IDEAL1 研究中，比较了 250mg 和 500mg 吉非替尼二线、三线治疗 NSCLC，结果疗效无显著差别，分别为 18.4％和 19.0％，症状改善率为 40.3％和 37.0％，中位生存期为 7.6 个月和 8.0 个月。IDEAL2 研究吉非替尼三线或三线以上治疗 NSCLC 临床试验中，250mg 和 500mg 的有效率分别为 11.8％和 8.8％，中位生存期分别为 6.1 个月和 6.0 个月。对吉非替尼回顾性分析研究显示女性、不吸烟者、支气管肺泡癌或腺癌伴支气管肺泡癌者效率高，也有研究认为患者机能状况较好、皮疹等与有效率相关。EGFR 基因突变与疗效相关，而 EGFR 表达与疗效无关。ISEL 研究吉非替尼与安慰剂相比在疗效及中位生存期吉非替尼组明显优于安慰剂组，能显著延长东方人、不吸烟者的生存期。BR21 一项 III 期随机对照研究入组 731 例患者，厄洛替尼组较安慰剂组有明显的生存优势，中位生存期 6.7 个月 vs 4.7 个月（P=0.001），多因素分析显示厄洛替尼的有效率与腺癌、不吸烟有关。亚组分析，男性、鳞癌亦能有生存获益。

随后开展了以 EGFR 突变为主要入组条件的晚期 NSCLC 一线 EGFR-TKIs 治疗的研究。这些研究均显示出小分子表皮生成因子受体酪氨酸激酶抑制剂对有 EGFR 基因突变的患者有较好的疗效，与化疗相比有更长的无疾病进展时间和较好的生活质量。吉非替尼比较细胞毒的化疗药物的研究有 IPASS、WJTOG3405、NEJGSG002 等研究，吉非替尼对照化疗药物有效率分别 62.1％～ 73.7％ vs 30.7％～ 47.3％；中位疾病无进展时间 9.2 ～ 10.8 个月 vs 5.4 ～ 6.4 个月。另一项在中国人进行的 OPTIMAL、III 期随机对照研究，入组条件是有 EGFR 基因突变的晚期 NSCLC 患者，比较厄洛替尼与吉西他滨／卡铂化疗方案。结果：有效率是分别是 83％ vs 34％，中位无疾病进展时间分别为 13.1 个月 vs 4.1 个月。小分子表皮生成因子受体酪氨酸激酶抑制剂治疗晚期 NSCLC，中位无疾病进展时间首次超过 1 年，这是一个突破性的进步。

（2）克唑替尼：是 ALK 和 c-MET 基因或其变异体的双重阻断剂。美国食品药品管理局（FDA）批准克唑替尼上市基于两项共纳入 255 名局部晚期或转移的 ALK 阳性 NSCLC 患者的临床安全性和有效性数据。

在 PROFILE1001（n=119）研究中，克唑替尼组的客观有效率（ORR）为 61％，包括 2 例完全缓解和 69 例部分缓解；中位治疗时间为 32 周，治疗 8 周时已达到 55％ 的客观反应率；中位缓解持续时间为 48.1 周。

在 PROFILE1005 研究中，来自 12 个国家的 136 例既往化疗失败的 ALK 阳性晚期 NSCLC 患者（93％ 的患者至少接受过 2 个以上化疗方案的治疗）接受克唑替尼治疗，ORR 为 50％，包括 1 例完全缓解和 67 例部分缓解；中位治疗时间为 22 周，治疗 8 周时达到 79％ 的客观反应率；中位缓解持续时间为 41.9 周。

2012 年版《NCCN 指南》推荐对于 ALK 阳性的 NSCLC 患者一线治疗可选择克唑替尼。

①抗血管生长药物：早在几十年前德国病理学家观察到部分人类肿瘤高度血管化，提出新生血管可能在肿瘤进展中起着重要作用，随后在临床前研究的模型中看到血管内皮生长因子（VEGF）抑制 24 小时内，腔管关闭，部分血管血流减少，内皮细胞凋亡；在 7 天的 VEGF 抑制后，肿瘤血管减少可达 80％。目前临床应用的抗血管药物有：

（1）血管内皮生长因子受体抑制剂，如贝伐单抗（Bevacizumab，Avastin）；前期在美国进行的一项多中心随机对照 III 期临床研究，入组患者为未经治疗的晚期、非鳞癌型的 NSCLC，化疗＋贝伐与单化疗比较，疗效提高 1 倍以上，分别为 35％：15％；中位疾病无进展时间分别为 6.2 个月：4.5 个月；总生存期化疗加贝伐单抗组优于单纯化疗组，分别为 12.3 个月：10.3 个月。由此美国批准贝伐单抗用于非鳞癌型 NSCLC 的适应证。因贝伐单抗的抗血管内皮生长的作用，提示对有既往有高血压、心脏病及脑血管病患者慎用。

（2）血管内皮生长抑素，恩度（ENDOSTAR）见下文。

5. 恩度是一种什么药，能治疗肺癌吗？

恩度是重组人血管内皮抑制素（rh-Endos-tatin），为血管生成抑制类新生物制品，其作用机理是通过抑制形成血管的内皮细胞迁移来达到抑制肿瘤新生血管的生成，阻断了肿瘤细胞的营养供给，从而达到抑制肿瘤增殖或转移的目的。恩度具有一定的体外抗血管生成作用，在临床前鼠模型研究发现对人异种移植肿瘤（SPC-A4 肺腺癌）有抑制作用。

恩度治疗晚期 NSCLC 的临床研究由中国医学科学院肿瘤医院、国家新药（抗肿瘤）临床研究中心以孙燕教授为主要研究者的研究小组共同完成。在 IIA 期临床研究，随机、开放、多中心单独用恩度治疗晚期 NSCLC，比较了两个不同剂量，7.5mg/m^2 和 15mg/m^2 安全性的研究，结果：有效率两组相同均为 3％，临床受益率分别为 68％和 66％，中位肿瘤进展时间分别为 100 天和 94 天，故将临床推荐剂量定为 7.5mg/m^2。随后 497 例晚期 NSCLC 进入进行了 III 期、随机对照临床研究，比较恩度联合 NP（长春瑞滨＋顺铂）方案与单用 NP 方案，有效率提高近 1 倍，分别为 35.4％ vs 19.5％，临床受益率分别为 73.3％ vs 64.0％，中位肿瘤进展时间（TTP）

分别为 6.3 个月 vs 3.4 个月，中位生存时间 14.9 个月 vs 9.9 个月，1 年生存率分别为 62.7％ vs 31.5％。

　　恩度的主要毒副反应表现是①心脏反应：用药初期少数患者可出现轻度疲乏、胸闷、心慌，绝大多数不良反应经对症处理后可以好转，不影响继续用药，极个别病例因上述症状持续存在而停止用药。发生心脏不良反应的患者共有 30 例（6.38％），主要表现是用药后第 2 ~ 7 天内发生心肌缺血，心脏不良反应均为Ⅰ、Ⅱ度或轻、中度不良反应，未危及患者生命，其中 6.4‰的患者症状较为明显，但均为可逆性，且多数不影响本品的继续使用，不需要对症治疗即可缓解。因心脏反应而停止治疗的患者仅占 2.1‰。常见的心脏不良反应症状有窦性心动过速、轻度 ST-T 改变、房室传导阻滞、房性早搏、偶发室性早搏等，常见于有冠心病、高血压病史患者。为确保患者安全，建议在临床应用过程中定期检测心电图；对有心脏不良反应的患者使用心电监护；对有严重心脏病史，疾病未控者应在医嘱指导下使用。②消化系统反应：偶见腹泻、肝功能异常，主要包括无症状性转氨酶升高、黄疸，多为轻度或中度，罕见重度。③过敏反应：主要表现为全身斑丘疹，伴瘙痒。此不良反应为可逆的，暂时停止使用的药物后可缓解，发热、乏力多为轻中度。其他副反应均较轻微与化疗组相当。

6. 基因药物能治疗肺癌吗？

　　基因（遗传因子）是遗传的物质基础，是 DNA（脱氧核糖核酸）分子上具有遗传信息的特定核苷酸序列的总称，是具有遗传效应的 DNA 分子片段。基因通过复制把遗传信息传递给下一代，使后代出现与亲代相似的性状。人类大约有几万个基因，储存着生命孕育生长、凋亡过程的全部信息，通过复制、表达、修复，完成生命繁衍、细胞分裂和蛋白质合成等重要生理过程。基因是生命的密码，记录和传递着遗传信息。人类的繁衍、成长、疾病、衰老直至死亡等一切生命现象都与基因有关。它同时也是决定着人体健康的内在因素，与人类的健康密切相关。

研究表明，肺癌的发生是由于某些原癌基因的激活、抑癌基因的失活和凋亡相关基因的改变导致细胞增殖和死亡异常的结果，其发生是多阶段、多步骤、多基因参与的过程，在不同阶段相继或同时有不同基因的改变。随着现代分子生物学、生物医药的不断发展，尤其是 DNA 重组技术和基因转移技术的逐步成熟，使得肺癌的基因治疗可能成为极有发展前景的治疗方法。

（1）利用 DNA 重组技术和基因转移技术开展的基因治疗。主要机理是针对肺癌发生原癌基因（K-ras、L-myc、c-erbB-2 和 bcl-2）、抑癌基因（p53、Rb 和 p16）和凋亡相关基因（p53、bcl-2、c-myc 和 ras）等与肺癌发生、发展及治疗影响的相关基因，通过基因转移技术，引入新的外源目的基因到肿瘤细胞或其他体细胞内以纠正或补偿缺陷的基因，从而达到治疗疾病的目的，这就是肺癌的基因治疗。目前开展的有对抑癌基因、反义基因、免疫基因、药物敏感基因、多耐药基因、核酶基因等临床前及前期的临床试验，部分取得良好的治疗效果，但因导入基因载体稳定性差，难以开展大规模的临床研究。

（2）利用化学药物阻断基因遗传信息的某些特定的蛋白、DNA片段或代谢酶。

表皮生长因子受体（EGFR）位于细胞膜上，是跨膜的受体包括细胞外配体结合区，锚定跨膜区和具有酪氨酸激酶活性的细胞内区。生长因子（EGF）与受体结合，在酪氨酸激酶作用下激活下游信号传导系统，引起细胞核内靶基因的激化和转录，进而促进肿瘤细胞增殖、侵袭、转移、血管生成并抑制肿瘤细胞凋亡。小分子酪氨酸激酶抑制剂（厄罗替尼、吉非替尼、埃克替尼）作用于胞内段的酪氨酸激酶功能区，爱必妥单抗作用于细胞膜外酪氨酸激酶功能区，抑制了酪氨酸激酶活化，进而阻止肿瘤细胞增长。

临床研究发现亚裔非小细胞肺癌（NSCLC）患者的肿瘤组织中 30％～40％存在有 EGFR 基因突变，有 EGFR 基因突变的晚期 NSCLC 患者使用小分子酪氨酸激酶抑制剂，可以取得较好的疗效（总有效率在 68％～80％），延长患者的生存时间，是目前对特定基因突变治疗较成功的药物。

7. 什么是肿瘤疫苗？目前肺癌疫苗的疗效如何？

疫苗对我们每个人并不生疏。从小孩子出生到学前会接种各种各样的疫苗（减毒或灭活的细菌、病毒），刺激机体产生相应的抗体用于预防像天花、结核病、麻疹、乙型肝炎等各类传染病，且取得良好的效果明显降低各种传染病的发病率。同理人们试图用肿瘤疫苗来预防肿瘤的发生。

肿瘤疫苗分为预防性和治疗性的疫苗。治疗疫苗是通过其提高机体的免疫系统对肿瘤特殊抗原的识别能力，介导特异性抗肿瘤的主动免疫力攻击肿瘤细胞；克服因肿瘤代谢产生相关物质造成机体的免疫抑制剂，刺激机体产生特异性免疫物质攻击体内肿瘤细胞；增强肿瘤相关抗原（TAA）的免疫原性，提高自身免疫力消灭肿瘤。

肺癌的治疗继外科手术、化学药物治疗、放射治疗之后，肺癌免疫治疗随着现代生物学、分子生物学、免疫学及生物高技术的发展成为一种主动特异性免疫治疗的研究热点。

目前临床应用的肺癌疫苗主要有以下几种：

（1）肿瘤细胞型疫苗：肿瘤细胞型疫苗来源于自体或异体肿瘤细胞或其粗提取物，但其存在免疫原性弱、有致瘤性等缺点。降低、消除肿瘤细胞致瘤性，尽量保存其抗原性是研究的重点。

（2）抗肿瘤抗原型疫苗：将特异性抗原注入肿瘤部位，诱导抗体或细胞毒T淋巴细胞CTLs的产生，攻击肿瘤细胞。

①增强TAA抗原递呈功能的缺陷及共刺激信号分子的缺失是肿瘤细胞逃逸免疫监视的主要原因。C-B7是最主要的共刺激信号系统之一，不表达CD28-B7的肿瘤细胞可逃脱机体的免疫监视。选择性打开CD28-B7共刺激信号通路的肿瘤疫苗，使机体对肿瘤细胞免疫效应具有扩展性和靶向性。

②转基因疫苗：导入某些细胞因子的基因，其表达产物可刺激免疫细胞的生长与分化，提高抗瘤能力，或直接杀伤肿瘤细胞。

GVAX疫苗是巨噬细胞—粒细胞集落刺激因子（GM-CSF）转基因疫苗。将切除的肿瘤细胞分离培养后，导入GM-CSF基因，其表达产物GM-CSF可刺激免疫系统对疫苗的反应。将这些细胞进行辐射处理，制成疫苗。注射该疫苗后，一旦有肿瘤细胞出现，疫苗便产生大量抗体，杀灭肿瘤细胞。GVAX疫苗治疗前列腺癌、肺癌、胰腺癌及白血病的Ⅱ期临床研究正在进行。

另外，BLP-25疫苗是以抗MUC-1黏蛋白和IL-2基因所构建的肺癌疫苗。此疫苗已进入Ⅱ期临床研究。

（3）抗独特型疫苗：可诱导机体对肿瘤细胞的主动免疫。抗独特型疫苗诱导产生的抗独特型抗体是抗原的内影像，可以代替肿瘤抗原进行主动免疫，激发机体自身的特异性免疫反应，打破机体的免疫耐受。已有抗独特型疫苗用于肿瘤治疗的报告，并取得了良好疗效。目前常用的单克隆抗体是鼠源性，反复用于人体可导致产生人抗鼠抗体，严重时可出现类似血清病样反应，限制了其在临床的应用。

（4）核酸疫苗：核酸疫苗包括 DNA 疫苗和 RNA 疫苗，由能引起保护性免疫反应的抗原基因片段及其载体构建而成。

（5）树突状细胞型疫苗：树突状细胞（DC）是高度专职化的主要抗原呈递细胞，在诱导针对 TAA 的高效、特异的 T 细胞免疫应答中起关键作用。肿瘤内 DC 浸润程度与远处转移减少、生存期延长有关，提示肿瘤 DC 与肿瘤的发生、发展及预后密切相关。DC还是天然的免疫佐剂。将 DC 与肺癌细胞融合，利用基因工程技术将肺癌抗原基因、细胞因子基因导入或修饰 DC，进行 DC 免疫与治疗、DC 免疫—基因治疗等，这是肺癌肿瘤疫苗发展的方向之一。该技术已由美国 FDA 批准开始应用于临床。

（6）肽疫苗：肽疫苗主要包括癌基因、抑癌基因突变肽疫苗和病毒相关疫苗。已合成的癌基因、抑癌基因突变肽疫苗，在动物实验中可激发有效的免疫效应。构建 p21 突变肽、p53 基因产物、表皮生长因子受体（EGFR）γ 突变肽、Her2/neu 肽等疫苗，可能对肺癌的防治有一定的价值。

目前在古巴上市的治疗肺癌的疫苗（CIMAvaxEGF）其主要抗肿瘤机制是促使患者的机体产生表皮生长因子（EGF）的抗体，联合化疗或放疗提高疗效，延长患者的生存时间约 4 ~ 6 个月。

另外美国已建立转化生长因子 -β（TGF-β）抗敏基因修饰技术，该技术能阻断疫苗中 TGF-β 的免疫抑制作用，从而阻止肿瘤细胞逃逸免疫监视。研究证实，TGF-β 抗敏基因修饰技术使肿瘤细胞疫苗更有效。目前正在不能切除的非小细胞肺癌患者中进行TGF-β 抗敏基因修饰技术的 II 期临床研究，观察患者接种 TGF-β抗敏基因修饰的疫苗后机体产生抗瘤免疫反映的情况。

总之，动物实验及临床研究均表明，肺癌疫苗具有一定的治疗作用，如何将主动特异性免疫治疗与外科手术、化学治疗、放射治疗有机地结合起来，充分发挥综合治疗的优势，是未来肺癌研究的一个重要方向。

第五章　呼吸内镜引导下的介入治疗

1. 呼吸内镜能治疗肺癌吗？

呼吸内镜包括支气管镜、胸腔镜和纵隔镜，配以适当的辅助治疗设备，在肺癌的微创治疗中发挥着重要作用。

表 4-2　呼吸内镜在肺癌治疗中的应用

疾　病	治 疗 方 法
①气管支气管癌、良性肿瘤、管腔狭窄、内膜结核	在支气管镜下可用透热（激光、高频电凝电切、微波、射频）、冷冻、光动力治疗、腔内放疗、局部化疗、内支架置入
②外压性气管狭窄或软化	在支气管镜下内支架置入
③支气管胸膜瘘、气道食道（或胃）瘘、气道纵隔瘘	在支气管镜下找到瘘口，注入组织黏合剂、硬化剂或栓塞剂等修补，或内支架置入
④咯血	在支气管镜下找出出血点或可疑的出血部位，注入止血剂，或插入气囊导管进行压迫止血，亦可冷冻或热凝止血，必要时插双腔管预防窒息
⑤肺不张	在支气管镜下吸引堵塞气道的血块或黏稠分泌物，必要时行支气管肺泡灌洗，选择性支气管内加压吹气。肿瘤堵塞管口时可用冷冻、透热、近距离放疗等处理
⑥胸膜病变	胸腔镜下诊断与治疗
⑦肺癌	在外科胸腔镜下可行肺癌切除术，淋巴清扫术

2. 高频电刀如何治疗肺癌？

气管内高频电刀治疗就是通过气管镜伸入针状或圈状电极对腔内肿瘤组织进行热凝切的一种方法，属接触式治疗。微小的探头如同一个激活的电极，热量通过微小的探头集中在接触组织表面上的一个点状区域，从而导致组织的凝固或汽化。组织破坏的程度依赖于使用的功率、接触时间的长度、接触面积的大小及组织的密度与湿度。目前，国内外高频电刀的型号很多，但根据用途不同可具备电切、电凝和混合 3 种功能。

主要应用于气管或支气管内的恶性肿瘤，如已失去手术机会，术后复发，照射和化疗失败的肿瘤（图 4-1）。

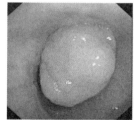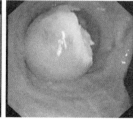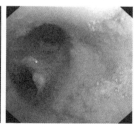

（a）气管镜可见支气管开口肿瘤，将管腔大部分堵塞　（b）用高频电圈套器将肿瘤完整切除，未见出血　（c）支气管内肿瘤切除后，管腔通畅

图 4-1　用高频电刀切除支气管内的恶性肿瘤

3. 什么样的肺癌患者可选用激光治疗？

临床应用的激光主要有两种，即 CO_2 激光和 Nd：YAG 激光。CO_2 激光只能在硬质支气管镜下操作，只适用于毛细血管出血的止血，对肿瘤大出血无效。

Nd：YAG 激光和钬激光（绿激光）能量较高，可在直视下通过支气管镜治疗气道内病变。目前临床上主要应用这两种激光治疗气管－支气管内阻塞性肿瘤，将组织烧灼破坏、炭化及气化，迅速消除气道堵塞，显著提高患者的生活质量，延长患者的寿命。

激光亦可配合 CO_2 冷冻，以便于冻取出血时的止血。

4. 微波如何治疗气管癌？

微波是一种高频电磁波，是以生物组织内部本身作为热源，利用其丰富的水性成分产生不导电的热，是一种内部加热法。微波通过致热效应和非致热效应而达到治疗目的。

微波在气道疾病中主要用于中央型肺癌（管内型）伴有支气管狭窄或阻塞；肺癌术后复发伴有大气管阻塞；气管－支气管内肿瘤出血。

微波热疗能有效地杀伤支气管腔内的肿瘤组织，减轻管壁癌浸润程度，减少瘤负荷，解除气道阻塞，使不张的肺复张，促进炎症吸收，减轻临床症状，提高患者生存质量；其中对腔内肿块型及肿块伴浸润型的中央型肺癌患者疗效明显优于管壁浸润型患者。可使部分气道良性肿瘤患者避免手术，而且几乎可达到甚至优于外科手术的治疗效果。

5. CO_2 冷冻怎样治疗肺癌？

CO_2 冷冻是利用超低温破坏异常活组织的一种方法，根据焦耳－汤姆逊原理，高压 CO_2 气体通过小孔释放、节流膨胀制冷产生低温，最低温度可达 $-80℃$，在冷冻探针的前段形成一定大小的冰球，可有效杀灭肿瘤。

冷冻是在气管镜的工作通道中用冷冻探针进行治疗。冷冻探针前端的直径约为 $1.7 \sim 2.4mm$，长度约为 $100cm$，末端长度约为 $7mm$，这些特点允许它能够在支气管镜的工作通道内进行冷冻治疗。冷冻探针末端可直接作用于肿瘤区域，形成 15mm 左右的冰球，根据用途不同，可分为冻切和冻融两种。将冷冻探针连同冷冻的组织一并取出，此谓冻切（图 4-2），常用于腔内肿瘤（或肉芽）组织、坏死物或异物的取出；而持续将组织原位冷冻 1～3 分钟，产生 -60℃ 到 -70℃ 低温，继发组织坏死，此为冻融，常用于良性病变或残余肿瘤的冷冻。

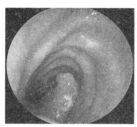 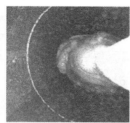 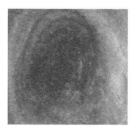

（a）气管下段右侧可见巨大肿瘤，将管腔堵塞 2/3　（b）用 CO 冷冻探针直接将肿瘤冻黏后取出　（c）不用开刀，直接用气管镜将气管下段的肿瘤取出，管腔通畅

图 4-2　用 CO_2 冷冻冻取气管内肿瘤

6. 什么是光动力治疗？

光动力治疗（PDT）是先将光敏剂注入人体一段时间后，会特异性地聚集于肿瘤部位并于肿瘤细胞结合，再用特定波长的激光照射后，会产生光化学反应（称为光敏反应），由此产生的光毒性物质，会破坏肿瘤细胞和血管，从而抑制肿瘤生长。

光动力治疗需要具备 3 种条件：光敏剂、特定波长的激光和氧气。

光敏剂是能吸收和重新释放特殊波长的卟啉类分子，具有四吡咯基结构。目前已有 4 种光敏药物获得美国食品与药品管理局（FDA）的批准，即 Photofrin®（通用名 porfimer sodium）、

Visudyne（通用名 verteporfin，或化学结构简称 BPD-MA）、5-氨基酮戊酸（5-aminolaevulinic acid，ALA）和 Foscan。每种光敏剂都需特定波长的激光来激活，如 Photofrin® 需 630nm 的激光，是目前临床应用最多的一种光敏剂。ALA 本身是正常细胞的成分，毒性很低，但穿透力只达 0.3 ~ 0.5cm，主要用于非肿瘤性疾病（如老年性眼底黄斑病变、光化学性角化病）、表浅肿瘤和脑胶质瘤的治疗。Foscan 其穿透力达到约 2cm，需波长 652nm 的激光。

激光的产生需特定的激光设备，主要有两种型号，输出波长分别为 630nm 和 652nm。半导体激光由砷化镓半导体材料制造，安装在一个有皱槽的保护散热器组件上，高能风扇散热，无需水冷却，保证了低维护和可靠的激光操作，激光以连续模式运作。

近几年国内已研发成功 1000mW 高功率氦氖激光肿瘤治疗仪和半导体激光治疗仪（波长均为 630nm），已在临床应用。

7. 气管癌为什么要选择光动力疗法（PDT）？

光敏剂进入体内一段时间后，选择性地储留于肿瘤细胞内，经过特定波长的激光照射，即可引发光动力反应，像激光制导导弹一样，专门杀灭肿瘤细胞。PDT 疗法对早期气管－支气管癌可达根治效果，对晚期肿瘤则发挥姑息治疗手段。对于气管腔内较大的肿瘤光动力治疗前，可采用高功率激光切除病灶，减少病灶厚度，再行 PDT，常可提高疗效。对于经超声检查确认为浅层损害的癌灶，采用支气管镜下 PDT 可能达到完全治愈。对于无法实施外科切除的中晚期梗阻性病变，采用支气管下 PDT，必要时辅以放疗或内支架治疗，可以达到缓解梗阻、消除或减轻吞咽困难、控制病情、延长生命的目的，是一种较好的姑息疗法。

8. 光动力治疗肺癌与传统治疗方法有什么不同？

光敏药物与抗癌化疗药物不同。光敏药物进入人体后，在不同的组织中很快形成不同的浓度分布，然后又以不同的速率下降，并在数天后大部排出体外。摄取了药物的人体组织，如果没有受到光的照射就不会引发光动力反应、产生细胞毒性。即使受到了光的照射，只要光的波长、辐照量或组织中的药浓度未达到一定要求，细胞也不会受到大的损伤。必须和专用的光动力激光治疗仪联合使用才能对患者产生治疗效果。化疗药物的作用原理则完全不同，它们进入人体后无须外加条件和专用设备便具有细胞毒性，不但能杀伤癌细胞，对许多正常器官和细胞也能引起不同程度的损伤，是一种全身性的毒性作用，如对造血系统和免疫系统的抑制作用，往往给患者带来很大痛苦。

9. 光动力治疗是如何进行的？

光动力治疗分两步完成。首先给患者光敏剂（必要时给药前需做过敏试验），给药后避光。40 ~ 50 小时后，对病灶区进行激光照射。目前临床上常用的光敏剂是 Photofrin®。此时病变组织中的光敏剂浓度仍保持在较高水平，而周边正常组织中的光敏剂浓度已降到低水平。选择这个时机照光，既可有效杀伤病变组织，又可减少对周边正常组织的损伤，争取获得最佳的靶向性杀伤效果。

10. 光动力治疗有哪些优点？

与手术、化疗、放疗等常规治疗手段相比，光动力治疗具有如下优点：

（1）靶向性准：光动力治疗的主要攻击目标是光照区的病变组织，对病灶周边的正常组织损伤轻微，这种选择性的杀伤作用是许多其他治疗手段难以实现的。

（2）创伤性小：借助光纤、内窥镜和其他介入技术，可将激光引导到体内深部进行治疗，避免了开胸、开腹等手术造成的创伤和痛苦。治疗时间短，几小时内即可发挥作用。

（3）适用性好：对肿瘤细胞具有相对选择性和组织特异性，但对不同细胞类型的癌组织都有效，适用范围广。

（4）重复治疗：癌细胞对光敏药物无耐药性，患者也不会因多次光动力治疗而增加毒性反应，所以可做多疗程治疗，同样有效。

（5）根治或姑息治疗：对早期表浅的肿瘤，光动力治疗可将肿瘤完全消除，达到根治效果。而对晚期肿瘤患者，或因高龄、心、肺、肝、肾功能不全，血友病而不能接受手术治疗的肿瘤患者，光动力治疗是一种能有效减轻痛苦、提高生活质量、延长生命的姑息性治疗手段。

（6）协同治疗：光动力治疗可与其他治疗产生协同作用。放疗、化疗或手术均不排除光动力治疗。对放疗、化疗、手术失败的患者仍可选用光动力治疗。

（7）消灭隐性癌灶：临床上有些肿瘤，如肿瘤治疗后，在主病灶外可能有散在的肉眼看不见的微小癌巢，常规治疗手段只能去除主病灶，对隐性癌巢无能为力，但用光动力治疗消灭可能存在的所有微小病变，从而大大减少肿瘤复发的机会。

（8）保护容貌及重要器官功能：对于颜面部的皮肤癌、口腔癌、阴茎癌、宫颈癌、视网膜母细胞瘤等，应用光动力治疗有可能在有效杀伤癌组织的情况下，尽可能减少对发病器官上皮结构和胶原支架的损伤，使创面愈合后容貌少受影响、保持器官外形完整和正常的生理功能。

（9）毒性低微：毒性低，安全，不会引起免疫抑制和骨髓抑制。进入组织的光动力药物，只有达到一定浓度并受到足量光辐照，才会引发光毒反应杀伤肿瘤细胞，是一种靶向治疗的方法。人体未受到光辐照的部分，并不产生这种反应，其他部位的器官和组织都不受损伤，也不影响造血功能，因此光动力疗法的毒副作用是很低微的，治疗后患者恢复迅速，缩短住院时间。

11. 光动力治疗前患者应做哪些准备及注意事项？

（1）病房要求：病房的门窗必须用黑色遮光布，采用小功率乳白色灯光照明或使用情况。

（2）患者注射光敏剂后需及时戴墨镜、入住暗房，并注意观察病情变化。

（3）注射光敏剂 40～50 小时后做光动力治疗，第二天、第三天应再照射 1 次。

（4）光动力治疗术后 3 天内应注意观察患者的局部黏膜水肿情况，特别是支气管癌、喉癌光动力治疗后，应防喉头或支气管黏膜严重水肿引起的阻塞。必要时可预防性使用激素 2 天。

（5）光动力治疗术后第 2 天至 4 周注意观察支气管肺癌患者的肿瘤坏死情况，以防大块肿瘤坏死脱落造成气道阻塞或创面出血。必要时用气管镜清除坏死物，以保持呼吸道通畅。食管癌患者也要注意穿孔及出血等少见并发症。

（6）1 个月内随时注意患者皮肤暴露部分，出现光过敏性皮炎，及时抗过敏对症处理。1 个月后先让小部分皮肤暴露在阳光下，证实无过敏症状才可外出。

12. 气管镜下药物注射对肺癌有效吗？

气管镜下药物注射是指通过气管镜下专用注射针将各种药物注射入肺实质或气管黏膜内，可更加精准的将药物注射至病变部位，使病变局部获得一个较高的药物浓度，而全身其他部位的药物浓度较低。近几年，随着治疗药物的不断增加，气管镜下药物注射逐步发展成为一种新的治疗方法。气管镜下药物注射被广泛应用。气管镜下药物注射主要有两个适应证：一个是将药物注射至肺内或气管内病变处，另一个是气管及支气管内病变的诊断。

常用的注射药物有化疗药、基因药物、新生血管抑制剂、生物制剂、化学消融剂（无水乙醇等）。

疗效评价：近期疗效明显，能迅速缓解症状，尤其对肿瘤造成的管腔阻塞可使瘤体尽快缩小，解除气道阻塞，从而明显缓解呼吸困难、肺不张及阻塞性肺炎症状，改善患者的生活质量，是对全身化疗效果不佳或不能耐受大剂量持久化疗者，控制原发病灶较为理想的手段之一。有作者观察，临床有效率及气管镜下疗效均为 90 ％左右，明显优于全身化疗组。

中晚期肺癌应用局部加全身化疗除了改善生存率，还能减轻肺癌引起的器官特异性与非特异性症状。大量研究证明，经气管镜质量能明显改善患者衰竭症状，症状减轻率超过客观反应率，改善患者的行为状态和生活质量。

气道内肿瘤消融治疗后残留部位再注射上述药物，可明显减缓术后复发，持续改善患者的生存质量。

13. 气管镜下放射性粒子植入可治疗哪些类型的肺癌？

组织间放射性粒子植入近距离治疗肿瘤又称体内伽马刀或粒

子刀。粒子植入肿瘤组织中能持续放出低能量的射线，对肿瘤细胞持续不间断的进行杀灭，经过足够的剂量和足够的半衰期，能使肿瘤细胞完全失去繁殖能力，从而达到外照射难以取得的治疗效果。与普通放疗比较具有疗效较好、副作用轻等优点。目前用于近距离治疗的放射性核素有 10 余种，国内最常用于永久性植入的放射性核素是 ^{125}I。适应证包括：

（1）原发或转移性恶性肿瘤累及到大气道腔内或管壁者，且无手术适应证者。

（2）作为累及气道肿瘤外照射治疗的补充治疗。

（3）肺癌术后切缘癌残留或残端复发。

（4）气道恶性病变消融治疗后的补充治疗。

（5）肺门、纵隔内或皮下淋巴结转移。

经支气管镜植入 ^{125}I 粒子的优点：粒子植入部位准确，能把粒子植入到管壁及管壁外；操作简单，并发症少，粒子植入后不易出现大咯血等严重并发症；粒子在组织中有效治疗距离约 1.7cm，对恶性肿瘤的治疗范围覆盖到气道周围的病灶，而目前现有的其他经支气管镜介入治疗手段，只能治疗到气道腔内的病灶，治疗范围受到限制，肿瘤容易复发；^{125}I 粒子的半衰期约 60 天，能持续照射，治疗效果较彻底且持续时间较长，在足够治疗量的前提下能保证局部的治疗效果。

14. 气管内支架有多少种类型？

根据制作材料，气道内支架可分为金属支架和非金属支架两种（表 4-3）。

表 4-3　气管支架的种类

分　类	金属支架	非金属支架
镍钛记忆合金	螺旋丝支架	Dumon 硅酮支架
		直筒型
Ultraflex 针织样支架	Y-Dumon 支架	
	Wallstent 网状支架	
不锈钢	Palmaz 网状不锈钢支架	Polyflex 塑料支架
	Gianturco-Z 形不锈钢支架	被膜支架
	Dynamic 动力型（Y 型）	裸支架

　　金属支架又分为镍钛记忆合金支架（又分为螺旋丝支架、针织样支架、网状支架等）和不锈钢支架（又可分为网状不锈钢支架、Z 形不锈钢支架和动力形支架等）。根据有无被膜，金属支架又分为被膜支架和非被膜支架（裸支架）。金属支架根据病变部位的特点可做成直管型、分叉型等多种形态。镍钛记忆合金螺旋丝支架因支撑力较弱，放置时需使用水囊加热促进支架解旋扩张，阻塞气道时间较长，且操作复杂、需气管切开、容易移位、组织增生易侵入螺圈之间等，现已不再使用。非金属支架又分为硅酮支架（Domon 支架）和塑料支架（Polyflex 支架）两种。硅酮支架又分为直筒形和 Y 形支架。塑料支架也分为被膜支架和裸支架。

　　被膜支架和部分被膜支架，国内均称为被膜支架，是用硅橡胶、尼龙、聚氯乙烯、聚氨酯、涤纶等材料制成的薄膜覆盖于裸支架（一般为 Gianturco 支架、网状或针织样镍钛合金支架）上制成，以防止肿瘤及肉芽组织长入支架腔内引起再狭窄。

　　目前全球使用较多的气道内支架主要有 Gianturco 支架及其改进型、Wallstent 支架、Ultraflex 支架、硅酮支架等。在国内绝大多数使用国产的 Wallstent 支架及 Gianturco 改进型被膜支架（Z 形被膜支架）。

近年来放射性粒子支架已在临床推广应用。将 ^{125}I 粒子黏附或装在支架上，一般为 Gianturco 支架、Wallstent 支架和 Ultraflex 支架，既对狭窄的部位起支撑作用，又对附近的肿瘤进行近距离放疗，可谓一举两得。将带 ^{125}I 放射粒子的可回收支架置入气道的肿瘤部位，待 ^{125}I 衰减取出后支架再置入新的支架，这样能对肿瘤部位进行持续的近距离放疗。

15. 哪些肺癌患者需放置气管-支气管内支架？

气道内支架的适应证主要包括：

（1）恶性中心气道狭窄的管腔重建：恶性气道狭窄是气道内支架置入的主要适应证，支架置入后能迅速扩张狭窄的管腔，重建呼吸通道，解除或减轻患者的呼吸困难和缺氧状态，提高生活质量，并为患者的进一步放疗、化疗等后续治疗创造条件。

（2）气道－食管（胸腔胃、吻合口、纵隔）瘘等气道壁瘘的封闭：对肿瘤、外伤、有机磷农药、除草剂、强酸强碱等引起的不宜手术的良恶性气道－食管（胸腔胃、吻合口、纵隔）瘘，气道内置入被膜或硅酮支架能封闭瘘口，明显减轻症状。对于瘘口位于隆突附近者，要置入 L 形或 Y 形连体支架。对气道－食管（吻合口）瘘者，应同时行消化道被膜支架置入。

（3）局部支气管管腔的封堵，用于治疗支气管胸膜瘘、难治性气胸、局限性顽固性出血等。对久治不愈且不宜外科手术的支气管胸膜瘘、难治性气胸，可置入支气管内塞（一端封闭的支架）或带瓣膜的单向通道支架封堵相应的支气管，封堵管腔，促进瘘口或破裂口的闭合。对不宜手术的肺部局限性顽固性出血，可在明确出血部位后用支气管内塞封堵相应的支气管，达到止血的目的。

第四篇　肺癌是可以治疗的

根据病因，气道狭窄可分为结构性和动力性狭窄。结构性气道狭窄又可分为管内型、管壁型及管外型。气道内支架绝对适应证就是管外型结构性狭窄、动力性狭窄和气道瘘，而对管内型、管壁型结构性狭窄则以消融治疗为主，必要时再放支架。

恶性气道狭窄处理原则还是应先采取消融措施，将管腔内可见的肿瘤消除，如应用热消融、冷冻、光动力治疗、药物注射等，必要时再置入被膜内支架或放射性粒子支架。管外型气道狭窄可考虑直接置入支架（被膜支架或裸支架），然后再结合外放疗或瘤体内植入放/化疗粒子等。但对管外肿块较大、严重狭窄的患者，应该选择支撑力大的支架（如 Z 形支架），否则，有可能支架置入后不能张开而导致窒息。此类患者亦可考虑气管插管后再做放/化疗等。对管内型和管壁型气道狭窄也尽量不要放置金属裸支架，必要时应放置可回收被膜支架。

如果不具备消融治疗技术，对恶性肿瘤腔内生长导致的狭窄也可直接放置气道支架。绝大多数患者在支架置入后其症状如呼吸困难、喘鸣可立即得到改善，90％卧床不起患者可于手术后下床活动，需机械辅助通气者可立即脱离呼吸机，在置入后 2 周内，主观症状可得到持续改善。因存在肿瘤组织长入支架内引起再狭窄的问题，腔内肿瘤患者应优先考虑使用被膜支架。但当狭窄导致严重通气功能障碍，危及患者的生命时，由于裸支架置入较简便安全，可考虑先置入裸支架迅速扩张管腔，作为一种抢救措施，具有立竿见影的效果。置入支架后应采取进一步的治疗措施，如放疗、化疗等。

根据 Wallstent 裸支架和 Z 形被膜支架的优缺点，序贯使用这两种支架治疗恶性气道狭窄，可取得较好的效果。即对危重及远端未能窥见的恶性气道狭窄患者，顺序使用 Wallstent 裸支架和 Z 形被膜支架。前者置入方便、不易移位、能迅速扩张狭窄管腔；

后者能阻止肿瘤组织腔内生长，防止支架再狭窄。另外，直管型Z形被膜支架单独放置容易移位，但套接在镍钛合金裸支架上一般不会移位。

16. 如何选择不同形状的支架？

恶性病变，如生存期较长的患者首选放置"Z"形被膜支架，生存期较短的患者可用 Wallstent 或 Ultraflex 支架。气管、支气管瘘患者使用被膜金属支架或硅酮支架。对于支气管胸膜瘘，一般选用被膜金属支架或硅酮支架。

支架形状的选择：根据临床需要，支架制成直筒形（I 形）、分叉形（L 形和 Y 形）及特制形（蘑菇头形）等。对于气管下段（3cm 以内）、隆突区（距隆突 1cm 或隆突本身的病变）和双侧主支气管近隆突处病变，均适合放置分叉形支架，只有置入一体化的分叉内支架才能够完全解除隆突区的复合性气道狭窄，既克服了多次置入操作的麻烦，又解除了气道病变，且更符合解剖学和生理学要求。Y 形支架主要用于近隆突处气道－食管瘘，或气管上端瘘口较大者，或近隆突周围的气道狭窄。L 形支架亦主要用于近隆突处气道－食管瘘和支气管胸膜瘘；或近隆突周围的气道狭窄；或隆突较宽，不适宜放置 Y 形支架者；或一侧全肺不张或一侧肺缺如的患者。I 形支架主要用于中上端气道或一侧支气管病变（远离隆突 2cm 以上）。

支架规格选择：Gianturco 支架、Ultraflex 支架和 Wallstent 支架，选择直径大于正常气道内径（气道横径和纵径的平均值）10%～20%，长度大于病变段 20mm 左右，使用 Wallstent 支架时也可等于病变段长度。对于 Z 形被膜支架，选择直径小于正常气道内径 5%～10%，长度大于病变段 20～40mm；但封闭气道瘘时支架直径大于正常气道直径的 10%（采用胸部 CT 纵隔窗的测量值），长度可适当加长。

17. 放置气管支架后有哪些并发症，气管支架长时间放置好还是随时可以取出来？

放置气管支架后会出现很多并发症：近期发生的主要并发症是分泌物潴留、黏膜炎性反应和支架移位，肉芽肿在早期即可发生，晚期则更为严重。支架置入术后第 2 天气道内即有分泌物潴留，第 4 ～ 35 天黏膜炎症反应较重；第 4 天均可见肉芽肿形成，1 周内易发生支架移位。

痰液潴留：被膜支架置入后痰液黏附在支架壁上，患者不容易自行咳出，导致支架腔内痰液潴留。支架置入后第 2 天即见气道内有分泌物潴留，第 14 ～ 35 天达峰值，因此，支架置入 1 周至 1 个月内一定要多次行支气管镜检查，及时清除气道内和黏附于支架上的分泌物。同时，应加强雾化吸入，以免因痰栓堵塞管腔导致管腔通气不畅。

支架用于治疗恶性气道狭窄时，如果置入后患者经过放疗、化疗后瘤体明显缩小，狭窄管腔扩大，支架移位的可能性就很大。Z 形被膜支架于支架表面上装上倒刺有利于固定支架，减少移位。金属网眼裸支架不易发生移位，但很快会有肉芽或肿瘤组织从网眼内长出，需严密观察；被膜金属支架发生移位后有可能引起严重的危害，如果阻塞远端支气管的开口，会引起阻塞性肺炎、肺不张，甚至发生呼吸困难、窒息。支架发生移位后应尽早将支架取出或调整支架位置。Z 形被膜支架通过支气管镜使用支架回收钩进行调整或取出后重新放置，硅酮支架需在硬镜下取出支架，Wallstent 支架放置初期支架丝未被组织覆盖时可通过支气管镜向上调整位置或取出重放。为便于调整和取出支架，建议所有支架在置入前先在支架两端放置回收线。

再狭窄：金属裸支架置入后，由于肿瘤组织或肉芽组织向支架腔内的生长，容易引起管腔再狭窄。Wallstent 支架治疗恶性狭窄时，置入后最快数日即有肿瘤组织进入金属网眼向支架内生长并逐步形成再狭窄。被膜支架可以阻止肿瘤或肉芽组织进入支架腔内，但支架上下缘对气道壁的刺激会引起程度不同的炎症增生，以及肿瘤组织沿气道浸润生长等原因均可导致支架上下方管腔的狭窄。王洪武等报告肉芽肿在支架置入后第 4 天即可形成，良性疾病组和恶性疾病组的发生率分别为 50％和 66.7％，但良性组明显重于恶性组；随时间推移，两组在 2 周和 1 个月内肉芽形成的程度相似，但 2 个月后良性组又明显重于恶性组。发生再狭窄后可以先使用高频电刀、微波、氩气刀或冷冻局部治疗祛除支架腔内或上下方的肿瘤组织或肉芽组织，激光消融易损坏支架，应谨慎使用；以上局部处理后可行套接支架处理，即在原支架腔内及上下缘再予置入被膜支架，如原支架可以取出也可先取出支架后再置入被膜支架。

支架被压扁、折断或损坏：与金属丝的直径与质量有关。即使是支撑力较强的 Z 形支架长期置入后也可能被肿瘤压扁，支架置入时间越长折断或损坏的可能性就越大。发生压扁、折断或损坏后应尽可能取出或更换支架。取支架有困难时，可在原支架内套接支架，数天后原支架被撑开及原突向网眼内的组织被套接支架顶出网眼后，可将两个支架一起取出；无法取出时只能采用长期置入套接支架，用来撑开被压扁的支架，维持呼吸通道，或固定损坏的支架，减少坏支架断面和断离的金属丝损伤组织和血管的可能性。

内镜下取出金属支架的指征是：金属支架出现金属疲劳、支架断裂、严重移位、肉芽或肿瘤组织过度增生，或金属支架的任务已完成。

18. 哪些患者需用硬质镜检查和治疗？

硬质支气管镜（Rigid Bronchoscopy，RB）已有 110 多年的历史。现代硬质镜的光导系统是通过管壁引导并反射的远端照明，因此为操作者提供了较清晰的观察视野，可以直接通过管腔观察咽喉乃至气道，以便于插管、吸引和处理异物。硬质镜的操作端由中央孔道和几个侧孔构成，分别用于活检钳、吸引管及连接机械通气，因此也被称为通气支气管镜。

观察目镜使光源的利用和视野的清晰度大大提高，同时目镜也可连接到电视系统便于集体观察和录像。视频系统可以提供各种角度的放大图像来观察气管、主支气管及 5 个叶支气管。其他设施如活检钳、吸引管也可通过镜鞘工作。亦可以应用软性支气管镜通过硬质镜来观察更远端以及弯曲度大的上叶支气管。

与纤维支气管镜相比，硬质支气管镜的优势包括维持气道通气的能力、咯血的处理、更短的介入治疗时间以及大块活检标本的获取。硬质支气管镜检查时的全身麻醉避免了患者不必要的活动，因而使得在整个操作过程中患者都更加舒适。患者的选择及手术过程的预演是术前准备的重要部分，它可以帮助麻醉及内镜医生预测和预防可能的并发症。虽然在有经验的医生手中全麻下的 RB 是一个安全的操作过程，但大多数从这种操作过程中潜在获益的患者经常会面临全麻对人体所带来的风险。

19. 哪些类型的肺癌可用胸腔镜治疗？

20 世纪 80 年代，随着光学技术尤其是内镜电视技术的发展和微型摄像系统的开发，产生了电视辅助下的胸腔镜外科（VATS），促进了胸腔镜的广泛应用，VATS 目前已成为肺癌切除的常规治疗手段。VATS 检查时需全麻，在胸壁上打 3 个孔，便于操作。无论对周围型肺癌还是中央型肺癌，都可在 VATS 下切除，并可做纵隔及淋巴结清扫术，操作熟练者可代替常规肺癌切除手术。

第六章　影像引导下的介入治疗

1. 影像引导下的介入治疗有哪些方法？

近年来随着影像技术的发展，许多治疗可在影像引导下进行，避免了大手术，也使早期或晚期的肺癌患者得到应有的治疗。如在 B 超、X 线、CT 或 MRI 引导下，直接经皮穿刺治疗：

（1）消融治疗：包括热消融 – 射频、微波、激光、高能量超声聚焦治疗（HIFU）、光动力治疗、冷冻等。

（2）近距离放 / 化疗：可将放 / 化疗粒子种植在瘤体内，进行局部放 / 化疗。

（3）血管介入治疗：可进行血管支架置入、经动脉化疗 / 栓塞及持续静脉化疗泵置入等。

2. 氩氦刀是一种什么样的治疗方法？

氩氦刀是以两种惰性气体 – 氩气为冷媒、氦气为热媒的冷冻超导手术系统，是根据 Joule-Thomson 定律，利用常温高压气体突然释放进入低压区可以引起温度快速变化的原理。氩气快速超低温制冷技术，可借氩气在刀尖内急速释放，在十几秒内冷冻病变组织至 $-120 \sim -165℃$。又可借氦气在刀尖急速释放，快速将冰球解冻及急速复温和升温。其降温及升温的速度、时间和温度、冰球大小与形状，是可精确设定和控制的。

氩氦靶向治疗系统采用美国太空火箭制导和多项欧美专利技术，是世界上第一个兼具超低温和热效应双重功能的医疗系统。这种多探头、高精确度、快速冷冻急速复温的手术系统代表 20 世纪 90 年代超低温冷冻仪器的先进水平，促进了超低温手术和肿瘤冷冻治疗的进展。它的发明较好地解决了超低温治疗中靶区的精确控制和监控的临床难点，减少了对正常组织的损伤，使肿瘤的超低温靶向冷冻和热疗成为现实，为肿瘤冷冻靶向治疗学奠定了基础。

目前临床使用的冷冻超导手术系统（冷冻刀）可调控温度范围为 45℃ ～ −175℃。由于氩气、氦气为正常空气中即含有的惰性气体，手术中输出的气体不需要回收，高压气体在刀尖内释放后可自动排出。影像引导下的经皮穿刺治疗，只在进针点作局部麻醉，不用开刀，皮肤不需缝合，患者无大的创伤。超导刀直径细，刀杆不冷冻，便于操作和介入穿刺，靶向选择性强，不会对穿刺路径上的组织产生大的损伤，对靶组织摧毁彻底，治疗效果好，可进行术中和经皮靶向治疗肿瘤。与传统冷冻方法比较，冷冻靶向手术系统只在刀尖冷冻和加热治疗肿瘤，对患者的损伤小，出血少，并发症少，恢复快，操作简单，患者易于接受，可重复治疗，也可与化疗、放疗或手术疗法相结合。

3. 氩氦刀适合于哪些肺癌患者的治疗，疗效如何？

（1）适合于氩氦刀治疗肺癌患者的适应证

①单发或多发、原发或继发肺内周围型肿块，且单个肿瘤直径＞ 1.0cm。

② 手术探查不能切除的中央型肺癌。

③原发癌已较好控制或较为局限的转移性肺癌（包括胸壁转

移、肺内转移或肋骨转移）。

④癌肿巨大，累及纵隔、心包，如无广泛转移者仍可行减瘤荷冷冻术。

⑤伴有恶性胸水，但原发灶显示清楚者。

（2）禁忌证

①两肺弥漫型肿块，且单个肿瘤直径＜1.0cm。

②胸膜广泛转移伴大量胸水，且原发灶显示不清楚者。

③肺门肿块，穿刺冷冻治疗有困难，术中、术后易合并呼吸衰竭或大出血者。

④肺功能严重受损，1秒钟用力呼气量（FEV1）＜50％或不能下床活动，静息时仍感气急者。

⑤剧烈咳嗽、呼吸困难或难以配合者。

⑥全身状况差、有出血倾向不能承受手术者。

（3）氩氦刀治疗肺癌患者的疗效：术后冷冻刀疗效的评价可分为近期疗效和远期疗效，主要包括3部分：临床评价、影像学评价及实验室评价。临床评价主要根据生存质量评分（KPS评分）判断患者临床症状的改善程度和生活自立能力的改善情况。远期疗效主要参照WHO标准如生存期、局部复发率、远处转移率等进行评价。

根治性冷冻有效冷冻范围应包绕全部肿瘤组织，且大于肿瘤边缘1cm以上，可达临床治愈，其疗效接近手术切除，如无局部复发，无淋巴结及远处转移，有望痊愈。某些早期周围型肺癌患者，可以达到根治的目的。

姑息性冷冻：冷冻范围占肿瘤体积80％以下，又称为减瘤荷冷冻术。术后临床症状明显改善，体重增加，食欲改善，生存期延长，具有显著临床疗效。当冷冻范围占肿瘤体积50％～70％时，术后近期临床症状、精神、饮食均有不同程度的改善。但随时间的延长，残留肿瘤细胞不断增生，2～3个月后复查CT，原术中冷冻坏死区周围可出现新生瘤组织。再次冷冻仍然有效。 冷冻范围小于瘤体50％以下时术后临床症状、精神、饮食、体重等指标改善多不明显，术后应加强综合治疗。

肿瘤冷冻效果与肿瘤大小及部位有关，肿瘤体积越小（但直径＞1cm），冷冻效果越好；周围型病灶的冷冻效果优于中央型。对直径≤4cm的肿瘤，每次冰球覆盖肿瘤面积可达97％，有效率96％；而对于直径＞4cm的肿瘤，每次冰球覆盖肿瘤面积可达80％，有效率60％。

因此，对不能手术切除或不能耐受手术的老年患者、中晚期肺癌及肺内较局限的转移癌，可行姑息性切除。由于可多次重复冷冻，对一次冷冻不彻底者或有转移灶出现，可通过多次冷冻提高疗效。多次冷冻并不增加并发症的发生率。由于首次冷冻后坏死的肿瘤细胞刺激机体产生了特异性抗体，当再次冷冻后，机体对这种特异性低温免疫反应就会更强烈，可有效控制残余瘤组织，甚至出现部分未受冷冻的转移灶也自行缩小或消失的现象。

4. 微波治疗肺癌的疗效如何？

微波是指频率为300MHz～3000GHz的电磁波，医用微波的常用频率为915MHz和2450MHz。微波具有穿透、反射、吸收3个基本特征，微波对生物组织的加热机制有两种：一是离子加热，如K^+、Na^+和Cl^-等，这些带电离子在微波电场的作用下产生振荡运动，与周围的其他离子发生摩擦碰撞而产热；二是极性分子加热，组织中含有大量的水分子、蛋白质分子等极性分子，这些极性分子在高速交变的微波电场作用下发生快速转动，转动过程中相互摩擦产生热量。

微波消融治疗就是通过微波发射器发射特定波长的波，对病变组织进行接触或非接触同时治疗，利用微波的热效应和生物效应，使组织凝固、脱水坏死达到治疗目的。治疗区温度范围50～100℃，由中心向周围递减，消融区形态呈椭球形，其短径可达3.5～4cm，消融内的细胞完全死亡，因此已经成为追求某些实体恶性肿瘤原位根治的方法之一。该疗法在临床上已先后应用于肝癌、周围型肺癌、肾癌、肾错构瘤、卵巢癌、甲状腺及乳腺肿瘤、软组织肿瘤、骨癌以及脾功能亢进等疾病的治疗。但微波消融疗法同样有局限性，对超声不能显示的病灶、没有合适穿刺路径的病灶以及胃肠道肿瘤则不宜采用该疗法。微波消融疗法在肝癌治疗中应用最早，取得了很好的远期效果。

近年来 CT 引导下微波凝固治疗肺癌的研究越来越多，所治疗的病例不仅包括周围型肺癌，还包括中央型肺癌。CT 扫描明确肿瘤位置、大小及其与邻近结构关系，依据扫描图像确定皮肤穿刺点、穿刺深度及角度。将微波电极准确穿刺至肿瘤内以后，通过调节功率与时间准确控制治疗范围，既可最大程度杀灭肿瘤，又可减少对正常组织的损伤。崔玉忠等报告 18 例肺癌 CT 引导微波治疗，17 例肿瘤缩小，有效率 94.4%。

与氩氦刀不同，微波治疗还可通过气管镜引导对气管腔内肿瘤进行治疗，即刻恢复气道通畅，维持患者生命体征平稳。刘卫等报告气管镜引导微波治疗晚期中央型肺癌 20 例，显效 16 例，有效 4 例。治疗后患者气促症状明显缓解，CT 复查 10 例不张肺叶完全复张。

5. 怎样选择射频消融治疗肺癌?

射频消融治疗（RFA）是国内外热消融恶性肿瘤最常用的手段

之一。它是将电极针置入肿瘤组织中心，集束电极射频电极发出高频率射频波，激发组织细胞进行等离子震荡，将射频能转换成热能，使瘤区加热至有效治疗温度，所产生的热量可使局部温度达到 60 ~ 100℃，继而致组织发生变性、坏死，使肿瘤组织细胞原位灭活，灭活后的癌组织被机体吸收，并可产生免疫反应。

射频消融治疗对肿瘤组织有直接破坏作用，可摧毁和切割肿瘤。射频消融局部治疗肿瘤最高温度可达 95℃以上，周边也可达 60℃，不但可以快速治疗巨大肿瘤，而且也可以治疗直径小于 3cm 左右的肿瘤，对周围血管起到凝固作用，使之不能继续给肿瘤供血，并在正常组织和癌组织之间形成一个反应带，包裹肿瘤，在一定程度上起到防止肿瘤转移的作用，但对周围组织影响很小。

此外，RFA 不但原位灭活恶性肿瘤，而且还可以增强机体免疫力。研究表明肿瘤患者射频治疗后 CD_3^+、CD_4^+、NK 细胞百分率及 CD_3^+/CD_4^+ 比值明显升高，NK 细胞的杀伤活性升高，具有免疫增强作用，从而对身体其他部位原发性和转移性肿瘤的消退起到重要的遏制作用。

治疗设备包括功率 50 ~ 200W 的射频电流发生器、各种型号的射频针、计算机控制系统。目前临床治疗中应用最多的是锚状电极和冷电极。由电极结构又分为双极（Bipolar）电极：一根电极针包括两个电极，使电流仅局限于治疗区，不通过身体的其他部分，因而不再需要负极，适宜较小体积的肿瘤消融。多极（Multipolar）电极：在常规冷循环的单极基础上，当 2 个或 3 个电极针连接在一起时，系统将以多级模式工作。在微处理器控制下，各种电极组合之间通过的电流形成更大的凝固力量，从而可治疗较大的肿瘤。

医生在 CT 机或超声波的实时监视、引导下，经皮直接穿刺，把射频针送到肿瘤中心或治疗的病灶中心区，释放电极，在电脑实时温度控制下使肿瘤组织局部的温度加热达到45℃以上，最高达90～115℃，利用高频物理热能直接杀灭肿瘤组织，使肿瘤组织及其邻近的可能被扩散的组织凝固坏死的目的。坏死组织在原位被机化或吸收。每个点治疗肿瘤的坏死区可控制在直径2～5cm，根据肿瘤大小不同可实行单点或多点治疗，对较大的肿瘤治疗可以通过制订治疗计划，进行分次多点射频消融，每次间隔时间一般在一周左右，完成治疗计划后，进行CT增强扫描、血管造影及甲胎蛋白测定，观察肿瘤坏死的范围及程度。

　　射频消融术可用于人体器官良、恶性实体肿瘤，目前临床应用较多的是：肝癌、肝转移瘤、肝血管瘤、胆管癌、肺癌、肾癌、子宫肌瘤、肾上腺肿瘤等可达到微创靶点切除肿瘤的治疗效果，配合肿瘤化疗栓塞及化学消融治疗疗效更佳。尤其适应于小肝癌患者，是小肝癌患者的首选治疗方法。不能手术切除的晚期肿瘤、手术中探查发现不能完全切除的肿瘤、不能承受放疗化疗的肿瘤患者，均可接受射频消融治疗。

　　肿瘤射频消融治疗（RFA）疗效与手术切除类似，并具有定位精确（毫米水平）的特点，治疗全过程是在CT或超声波影像实时监视下进行，手术时间短，约1～2个小时；术后患者恢复快，一般平卧床6小时后即可进食和自由行走；大部分接受手术者1～2小时即可自由活动。无需开刀，创伤小，具有可重复性治疗，患者生活质量不受明显影响。尤其对不能手术或术后肿瘤复发的患者提供了种有效的治疗手段，适应证广。在世界范围内，RFA已经被广泛用于治疗原发性和继发性肝癌、肺癌等实体肿瘤，日渐受到医生及广大患者的欢迎。

　　对于中晚期肺癌患者，射频消融也是一种安全、有效地治疗手段。刘春秋报告23例肺癌33次射频消融治疗，全部患者均已失去外科手术切除机会，3个月、6个月和12个月肿瘤局部控制率96.8％、93.5％和86.7％，12个月无进展生存率73.9％。

射频、微波凝固以及氩氦刀冷冻均属于局部消融治疗。近年来，在单技术研究不断深入的同时，有关联合应用的报道越来越多。卢雄报告21例肺癌射频消融序贯支气管动脉化疗药灌注，治疗后患者临床症状缓解，21例肿瘤缩小，胸水消失8例，有效率85％。王志鸿报告26例射频消融联合吉非替尼治疗和23例单纯射频消融治疗的对比研究，联合治疗组和单纯射频治疗组有效率分别为65.4％和34.8％，具显著性差异。

6. 射频消融治疗与微波治疗有何不同？

射频和微波都属电磁波，但频率不同，射频频率在100kHz～300MHz，没有辐射；微波频率300MHz～300GHz，有辐射性。微波热凝固既可通过穿刺治疗深部肿瘤，还可通过辐射治疗体表肿瘤。就临床疗效而言，射频消融与微波热凝固均属于热消融范围，目前还没有深入的对比研究。

肿瘤细胞对热的耐受能力比正常细胞差，局部加温至39～40℃，可使癌细胞停止分裂，达41～42℃时可致癌细胞死亡或引起其DNA损伤，49℃以上发生不可逆的细胞损伤。肿瘤热消融治疗近年来发展迅速，已成为继手术、放疗、化疗和生物治疗之后又一重要的肿瘤治疗手段。

肿瘤热消融治疗可分为全身热消融治疗（wholebodyhy-perthermia，WBH）、区域热消融治疗（主要指各种灌注技术及深部肿瘤的加热）和局部热疗（主要指插植热疗、腔内加热技术及浅表热消融治疗）。其中后两种方法对人体的加温是区域性（一般加热范围低于人体体积的1/3～1/4）或局部的。根据热消融治疗温度不同又可分为亚高温热疗（39.5～41.5℃）、常规高温热疗（41～100℃）、固化热疗（50～100℃）、气化热疗（＞200℃）。热消融治疗既可以作为一种独立的肿瘤治疗方案，也可以作为化疗、放疗和手术等肿瘤治疗手段，具有明显的增效和补充作用。

目前靶向热消融主要包括射频消融（RFA）、微波消融（MWA）、激光消融治疗（LA）、高功率超声聚焦消融（HIFU）等。目前国内外应用最广泛主要是射频消融和微波消融。射频消融已在全世界广泛应用，微波消融主要在日本和中国使用，也积累了大量的经验。热消融治疗技术普遍具有微创、反复多次治疗、相对安全、痛苦小等优点。

热消融治疗的联合应用：不同热消融治疗技术拥有各自的优点与不足，实际治疗中除根据不同病情选择最佳热消融方案外，也可将不同方法进行组合，或者与其他治疗方法联合应用，可达到更佳的治疗效果，并有可能减轻响应不良反应。常用的联合治疗方案如下：

（1）靶向热消融联合动脉灌注化疗及栓塞治疗：动脉栓塞治疗后热消融治疗的时间明显缩短，热消融治疗后灌注化疗药物和栓塞剂用量有所减少，因此，动脉灌注化疗及栓塞治疗联合靶向热消融可降低并发症的发生。对于较大病灶的治疗，由于受三维空间的限制而易导致肿瘤残留等原因，单纯热消融治疗常常是不彻底的。由于肿瘤内部及其周围组织中的血流，基于热槽效应，带走大部分热量，导致局部温度达不到要求，最大程度限制了凝固性坏死的范围。TACE 联合靶向热消融，可发挥二者的优势并有协同放大作用。例如栓塞肝动脉后，减少了肝肿瘤的血供，同时沉着于肝肿瘤局部的碘化油含有重离子碘，当遇到高强度射频波时，在其界面形成反射，导致高温效应，碘界面附近形成的高温，扩大了热消融的毁损范围。同时因高热能增强化疗药物对肿瘤的杀伤毒性，联合治疗也可大大提高毁损肿瘤组织的效应。

（2）靶向热消融联合经门静脉化疗（PVCE）治疗肝癌：门静脉也参与肝癌血供，同时肝癌极易侵犯肝内门静脉系统形成门静脉癌栓，门脉癌栓的存在是肝癌术后复发和转移的根源之一，亦是影响晚期肝癌患者生存期的主要因素之一。PVCE可使门静脉癌栓及肿瘤周边细胞大部分缺血坏死，且又能防治肝癌细胞经门静脉转移。先行射频消融治疗后，再经门静脉导管药盒系统行门静脉化疗，研究证实疗效好于单一治疗。

（3）靶向热消融联合静脉全身化疗：全身化疗是恶性肿瘤晚期远处器官转移最为常用的治疗方法。如果肿瘤体积较大或某些肿瘤细胞对化疗药物不敏感以及受化疗毒性的限制，单纯的全身化疗就难以达到有效控制肿瘤的目的。在化疗前应用靶向热消融治疗，可以减轻肿瘤负荷。在化疗后应用，可对一些对药物不敏感的残留癌细胞进行杀灭，二者具有相互协同作用，能增加肿瘤组织的凝固坏死体积，采用化疗联合靶向热消融治疗，有相互补充作用，更能体现局部治疗与全身治疗相结合的治疗原则。

（4）靶向热消融联合无水酒精注射（PEI）治疗：无水酒精注射是目前多种实体肿瘤微创治疗中较为成熟的一种技术。其基本原理是，在影像学手段的引导下，经皮肤将无水酒精注入癌灶，通过使细胞脱水及蛋白质变性而灭活肿瘤细胞。无水酒精注射对转移癌的疗效差，存在盲区，易残留活细胞。研究表明无水酒精注射联合RFA可以扩大消融的范围，因无水酒精注射使小血管栓塞，减少了血流引起的"热流失效应"；无水酒精可以弥散到RFA的漏空部位及RFA消融范围的外周，形成"安全边界"；RFA可以加热注入的无水酒精，提高无水酒精的治疗作用。

7. 激光如何治疗肺癌？

20 世纪 80 年代，Brown 首次使用激光治疗肿瘤。目前，激光消融（laser ablation，LA）已越来越多地应用于临床，可治疗的病种达数百种。一般医用激光波长位于红外波段，能量可穿透 12 ~ 15mm 组织。波长 1064nm 的钕－钇－铝－石榴石激光（Nd-YAG 激光）作用直接，局部烧灼力强，是目前用于治疗的主要激光类型。近年来随着拥有冷却系统和尖端扩散器光纤的出现及多光纤组合技术应用，明显扩大了消融范围，促进了激光消融的临床应用。LA 治疗所产生加热容积的大小取决于激光的能量、照射时间、到达靶区域的方式以及靶组织的光学和热学的特性，已被用在肝、肾、胰腺及鼻咽部肿瘤的消融治疗。

LA 治疗设备包括激光仪、光导纤维、耦合器等。LA 也是在 CT 引导下的消融治疗技术。CT 扫描明确肿瘤位置、大小等征象，根据扫描图像确定皮肤穿刺点、穿刺深度及角度。经皮穿刺置入带孔道探针，经探针导入光纤，由光纤导入激光能量使肿瘤凝固坏死。激光与射频相比，有其独特优势：光纤口径小（约 1mm），可允许使用细而弹性好的发射电极，手术创伤小，可以称为治疗恶性实体瘤的最微创技术。

与其他热消融技术比较，LA 还可治疗皮肤肿瘤或经支气管镜导入治疗气管腔内肿瘤。经气管镜导入光纤，利用激光的热效应使肿瘤组织凝固、气化，即刻使气道再通，改善肺功能，提高患者生存质量，延长生存时间。需要指出的是激光治疗仅是一种姑息性治疗，经激光治疗后，恶性气道阻塞得以再通，但再狭窄发生率很高。因此，激光治疗后需序贯其他治疗以提高疗效。郭纪全等总结 41 例气道内激光联合局部放疗，最长随访 48 个月，疗效满意。

8. PET-CT能否监测肺癌的治疗效果？

肿瘤疗效判断是 PET 代谢显像最独特的优势，肿瘤局部 ^{18}FDG 摄取在有效化疗和放疗后会产生明显的改变，能及时反映临床治疗效果，指导临床尽快修正或制定更有效而合理安全的治疗方案。使用 PET 监测氩氦刀或射频热消融术后的肿瘤变化，取得了 CT 和 MRI 难以显示的效果。术前 PET 能清楚显示肿瘤的生物靶区，对决定氩氦刀等的消融治疗范围有重要参考意义，通常认为 PET 显示肿瘤的生物靶区大于 CT 显示的肿瘤范围约 0.5cm。以氩氦刀为例，冻融 1 个月内，PET 显示肺癌中央呈环状，靶 / 本比值明显下降，表明中央部位癌组织已坏死；但若 ^{18}FDG 显像范围没有明显缩小和周围的靶 / 本比值仍无下降，表明仍有癌组织残留，应积极采取其他治疗措施，必要时可行第二次或多次氩氦刀手术。

第七章　中医中药及食物疗效

1. 哪些肺癌患者适合中医中药治疗？

肺癌是常见恶性肿瘤之一，属于古人所称的"肺积"、"痰饮"、"咳嗽"、"息贲"、"喘息"等病的范畴。中医认为其发生与正气虚损和邪毒入侵关系较密切。肺癌的发生、发展过程中，始终存在虚实夹杂的病机特点。早期诊断和综合治疗仍是目前肺癌获得良好疗效的两项重要因素。在我国，中医药治疗在肺癌的综合治疗中占有重要的地位。但有些人却认为只有在西医治疗结束以后或病情不适宜选择西医治疗时，才开始中医药治疗。其实不然！肺癌患者在确诊以后，在癌症治疗的不同阶段均可选择中医药治疗。

大量临床研究和临床经验显示，中西医结合治疗是肺癌治疗的最佳途径。中医药治疗在肺癌治疗中体现为有序治疗与整体治疗兼顾，即根据患者病情进展、机体邪正消长状态，采取不同的阶段性治疗策略。中医药治疗肿瘤和调补身体的优势表现在：

（1）手术后患者：由于手术损伤，患者多表现为气血两虚，常出现乏力、口干、自汗、盗汗、纳呆、腹胀、失眠多梦等症状，利用中药可以补养气血，减轻手术并发症，利于患者身体较快恢复，以便顺利开始后续的治疗，如辅助化疗、放疗等。

（2）在放、化疗期间服用中药，可以减轻恶心、呕吐、便秘、白细胞减少、贫血、失眠、疼痛、口干口渴等放/化疗带来的副作用，提高放/化疗完成率。

（3）对于适宜进行靶向药物治疗的肺癌患者，可以通过中医药治疗减轻靶向药物的副作用，如皮疹、腹泻、黏膜溃疡等。

（4）采用微创介入治疗（氩氦刀、粒子植入等）的患者，于介入术后服用中药，可减轻局部出血、水肿、疼痛等症状，促进创面愈合，延缓肿瘤复发。

（5）在西医治疗结束后，继续中药治疗，攻补兼施，扶正祛邪，可以巩固疗效，延缓或减少肿瘤的复发和转移，延长生存时间。

（6）晚期或病灶不适合手术或放/化疗、分子靶向治疗的患者，可采用单纯中医药治疗方式，控制肿瘤生长，缓解咳嗽、气喘、气短、咳痰、咯血、乏力、食欲下降、便秘或腹泻等临床症状，稳定病情，提高生活质量，延长生存期。

中医药治疗不仅仅指单纯的中药汤剂，还包括中成药、中药注射剂、针灸疗法、中药外治法、滋补膏方等等。因此，无论年龄、性别、疾病分期或治疗阶段，肺癌患者均可选择中医药治疗。只不过在不同阶段或不同疾病情况下，有时以西医治疗为主，中医治疗为辅，以减毒增效为治疗目的；有时以中医治疗为主，扶正或攻补兼施，控制疾病发展，提高生存质量。中医药治疗是肺癌综合治疗手段中的重要一环，中国中医科学院广安门医院肿瘤科承担的国家"十五"、"十一五"肺癌相关的课题研究结果显示，中西医结合治疗肺癌的疗效优于单纯中医治疗或西医治疗，可以明显提高生存质量，延长患者的生存期。实践也证实，肺癌患者在治疗或康复过程中，越早地采用中医药治疗，越有助于调养身体，恢复体能，也更有助于完成各项治疗。因此，患了肺癌，别忘了中医药治疗。

2. 放、化疗期间能否用中医药治疗？

肺癌患者在放、化疗期间应尽可能地配合中医药治疗。因为放疗或化疗在杀伤肿瘤细胞的同时，也会对人体的正常组织产生毒、副作用。中药可以有效地减轻放、化疗的副反应，减轻患者的痛苦，提高放、化疗完成率。

放射治疗是目前治疗肺癌的主要手段之一，它是利用射线对细胞的杀伤作用来杀死体内恶变的细胞，从而达到治疗恶性肿瘤的目的。对因某些原因无法进行手术的局部病变患者，放疗更成为治疗肿瘤的重要手段；晚期患者因局部病变导致严重痛苦者，局部姑息放疗也是一个有益的选择。肺癌放疗最常见的并发症是放射性肺炎，常导致患者的生活质量下降。轻者无症状，炎症可自行消散；重者则会出现严重而难以治愈的咳嗽、发热、胸痛、憋气等症状，最后肺脏发生广泛纤维化，导致呼吸功能损害，甚至呼吸衰竭而危及生命。中医药对于改善放疗的不良反应和增加放疗效果方面有独特的优势，在辨证论治指导下，根据患者的不同表现因证施治，同时配合饮食调理，对减轻放疗患者症状、加快正常组织细胞的修复有显著的疗效。中医认为放疗如同"火邪"，最容易伤阴耗津，损伤脉络。在放疗进行期间，常配合服用益气养阴、活血化淤的中药，能增加放疗的效果，降低放射性肺炎的发生或严重性，促进放疗后的康复。

化疗的主要副作用包括消化道反应、骨髓抑制和肝肾功能损伤等，直接表现为恶心、呕吐、食欲不振，胃脘胀闷不舒，饥不欲食，厌油腻，腹胀，便秘，贫血、白细胞减少等，常因骨髓抑制导致白细胞减少而使用"升白针"（重组人粒细胞集落刺激因子）治疗，或因白细胞减少导致感染、发热等，甚至因严重的副作用而中断化疗。化疗期间的患者常由于恶心、呕吐等导致体重下降，进而身体虚弱，体能不济，免疫功能下降，不利于疾病的治疗和身体康复。化疗期间，中药多采用健脾益肾、理气和胃、益气养血等方法，可明显改善上述不良反应，减轻因化疗带来的痛苦，提高化疗期间的生存质量，改善骨髓造血，提高化疗完成率。

因此，放、化疗期间可请有经验的中医肿瘤专业医生为患者辨证开方，以调养身体、滋补肝肾、减轻放化疗副作用为主要目的，或根据患者的身体情况和病情需要，酌加抗肿瘤草药，起到减毒增效的作用。放、化疗期间的中成药大多选用具有益气、养血、补养脏腑功效的药物。针灸可采用针刺、艾灸等方法，选取足三里、内关、中脘、血海、三阴交等穴位，改善骨髓造血和减轻消化道反应；还可用耳穴压豆法调节胃肠道功能和睡眠。中药外治法可采用中药药浴泡洗手、足，减轻化疗造成的周围神经损伤，减轻麻木症状。放、化疗期间切忌滥用保健品或擅自服用某些民间偏方、验方，以免因用药不当造成肝肾损伤，应请医生根据个体情况辨证治疗为宜。

服用中药期间须注意：

（1）服用人参、西洋参期间，不要吃大葱、青萝卜、莱菔子

（萝卜子）等，因为葱和萝卜的走窜性，会使人参的大补元气的作用降低。

（2）有些中药说明书中写忌吃深海鱼类等，是因为用了与海藻类相反作用的草药，吃后会产生一定的毒副作用，因此要忌口。

（3）忌饮茶、咖啡等，因为茶叶中的咖啡因、茶碱、揉酸会同某些药物发生相互作用，如与安神类的酸枣仁、柏子仁、远志及补血益气的黄蓍、首乌、土获苓、鸡血藤等药物不能同用，因此会降低药物的疗效，即"茶解药性"。

3. 哪些中成药对肺癌有效？

目前临床常用的口服中成药分为以下两大类：

（1）扶正类：大多具有扶助人体正气，增强抵御疾病的能力，补养脏腑气血，促进身体康复的功效。常用药物包括：贞芪扶正颗粒或贞芪扶正胶囊、健脾益肾颗粒、八珍颗粒、益血生、生血丸、百令胶囊、金水宝胶囊等。此类药物没有直接治疗肺癌的作用，但是在肺癌治疗过程中，常配合应用于术后、化疗或放疗阶段以及西医治疗结束后的长期调养，对患者的身体康复发挥作用。

（2）扶正祛邪类：此类药物经动物实验及临床研究证实对肺癌具有一定的治疗作用，大多用于肺癌的综合治疗，如配合扶正类药物用于放化疗治疗，更多的是用于西医治疗结束后的中医巩固治疗，即在西医治疗告一段落后，采用中药汤剂和中成药配合的方法，控制疾病发展，预防复发和转移。

此类药物包括：

益肺清化颗粒（益气养阴、清热解毒、化痰止咳之效，可防止肺癌的复发、转移，缓解气阴两虚，阴虚内热引起的气短、乏力、咳嗽、咯血、胸痛等症）；

参一胶囊（培元固本，补益气血之效，用于防止肺癌复发、转移，提高机体免疫功能）；

西黄解毒胶囊（清热解毒，祛瘀散结，益气养阴之效，具有控制肿瘤，延缓进展作用）；

康莱特软胶囊（益气养阴，消瘀散结之效，具有延缓肿瘤进展的作用）；

平消片/胶囊（活血化瘀，止痛散结，清热解毒，扶正祛邪之效，可控制肿瘤，延缓疾病进展，缓解咳嗽、胸痛等症）；

参莲胶囊（清热解毒，活血化瘀，软坚散结之效，延缓肿瘤进展，缓解气血淤滞、热毒内阻引起的咳嗽、咯血、胸痛等症）；

复方斑蝥胶囊（破血消瘀攻毒，控制肿瘤，延缓疾病进展，缓解毒瘀互结引起的咳嗽、咯血、胸痛等症）；

威麦宁胶囊（清热解毒，止咳化痰之效）等。

除了口服的中成药以外，能用于肺癌治疗的中药注射液还有：康莱特注射液、榄香烯乳注射液、消癌平注射液、鸦胆子油注射液、复方斑蝥注射液等，可与扶正类的注射液如参芪扶正注射液、黄芪注射液等搭配，用于肺癌的中医综合治疗。

4. 单用中药能否治疗肺癌？

很多中草药具有一定的抗肿瘤作用，体外实验和动物实验显示某些中草药的水煎剂或提取物具有对肿瘤细胞的直接抑制作用、诱导癌细胞凋亡、减轻炎症反应、阻断肿瘤内新生血管生成、免疫调节作用、调节肿瘤生长微环境等作用。这些草药大多通过清热解毒、活血化瘀、扶正固本等中医作用机理发挥抗肿瘤活性。有的患者听信偏方，把白花蛇舌草、半枝莲、红豆杉等药物煮水喝，希望能治愈自己的癌症，这种做法是不科学的。

中医的有效性建立在辨证论治和整体观的基础上，既要根据病症的主要特点如寒、热、虚、实等进行辨证立法，又要兼顾各脏腑之间的阴阳气血平衡，同时还要考虑到患者的个体特点、人与时令季节及生活环境等的关系，即中医治疗中的"三因制宜"原则：因人、因时、因地制宜。没有辨证治疗，就失去了中医治疗疾病的灵魂。单纯的药物堆砌，不但不能有效治疗肿瘤，甚至很可能因为用药不当损伤身体。例如体质虚寒的患者如果大量服用清热解毒类的抗肿瘤药物，而未能很好地兼顾到身体阳气虚损的本质特点，就会导致症状加重，病情恶化。

中医药治疗肿瘤的有效性建立在辨证论治的基础上，就不能脱离"扶正"与"祛邪"兼顾的治疗原则。在治疗中既要兼顾去除肿瘤的"攻邪"、"解毒"、"消积"等方法，又应积极针对身体的虚损采用"益气"、"养血"、"滋阴"、"扶阳"、"调补脏腑"等扶正法，逐渐调整机体失衡的状态，帮助身体恢复健康。因此，采用中医药治疗肺癌是可行的。那么到底单纯中药能不能治愈肿瘤呢？应该说，到目前为止，无论是现代医学还是祖国传统医学，对肿瘤的治疗仍然是有限的，这种有限性体现在：

（1）发病机理复杂，人的因素（先天虚损、情志不调、饮食不节、劳倦过度等）、环境因素（居住环境、社会因素等）等内外因相互作用而发病。

（2）辨证分型中往往虚实并见，需要辨证准确，用药精当，使扶正而不恋邪，祛邪而不伤正。

（3）不同阶段，病势强弱不同，所谓"疾在皮毛"、"在腠理"、"在肌肉"或可治，"病入膏肓"不可治的道理。在疾病的轻证阶段，中医药可以起到较好的疗效，如积极采用中西医结合治疗及综合康复的方法，可以帮助患者康复；西医治疗结束后，采用中医药治疗与综合康复能起到巩固疗效，预防复发、转移的作用；但是在病情进展阶段，如病势强而机体虚，单纯中医药治疗的作用主要体现在改善症状，提高生存质量，此时，恰当的治疗目标不应是"治愈"，而是"延缓进展，稳定病情"。因此，要客观的评价中医药的疗效，切忌偏听偏信，盲目追求治愈。

如前文所述，很多临床研究显示，中西医结合综合治疗仍是恶性肿瘤的最佳治疗方案。对于失去西医治疗机会或西医治疗无效的肺癌患者，选择中医药治疗是切实可行的。在寻求中医治疗时，要抱着客观、公正、理性的态度。中医的长项是改善症状、提高生活质量，延长生存期，疗效是建立在个体化治疗的基础上的。在此建议，拟采用中医药治疗的患者应找有资质的中医肿瘤专科医生就诊，不要听信不法宣传，以免贻误病情。

5. 长期服用中药能否预防肺癌的转移、复发？

采用中医药治疗的患者常常要问："中药吃多久合适？"我们的回答是根据病情的不同和个体情况的差异，服用中药治疗至少2～5年的时间。为什么要长时间服用中药呢？长期服用中药能否有效预防肺癌的复发、转移呢？

复发和转移是恶性肿瘤的特性之一，也是导致手术、放化疗失败的主要原因。中医学对肿瘤的发生、转移也有深刻的认识。中医学认为正气旺盛，气血充盈，人体的脏腑功能正常，机体处于平衡状态，不易患病；患病后如能进行积极调治，使身体恢复平衡，便不易出现复发或转移。正如《素问》云："正气存内，邪不可干，""邪之所凑，其气必虚。"如机体正虚，则病生传变，可促进肿瘤的发展、转移。《灵枢·百病始生》中记载："虚邪之中人也，……留而不去，则传舍于络脉，""留著于脉稽留而不去，息而成积。或著孙脉，或著络脉，……或著于肠胃之募原，上连于缓筋，邪气淫泆，不可胜论。"可见机体正气的虚弱或不足是造成肿瘤的发生、发展与转移的关键因素。另一方面，"余毒未清"是肿瘤转移最基本也是最重要的原因，肿瘤经手术、放化疗后，邪气虽渐消，但仍有癌毒蛰伏体内。中医学认为，癌毒具有性质隐缓，毒性猛烈、易于扩散，易耗正气、易致瘀滞等特点，容易沿经脉、络脉、气血旁窜他处发生转移。癌毒内积日久伤及脏腑功能，日久而生痰，形成痰毒交结；癌毒内积，阻滞气机，血脉凝滞为瘀。痰瘀互结，郁久腐化，久则凝聚成毒。痰、毒、瘀三邪相互影响，形成痰瘀毒相互交结，促进了肿瘤的转移。概括起来讲，正气亏虚及邪气互结是造成或促进肿瘤转移的根本因素，因此，相应而言，"扶正固本"与"祛邪解毒"两大治疗原则形成了中医抗肿瘤转移的两大重要法宝。

中医治疗肺癌的手段多种多样，综合起来包括汤剂、丸剂、散剂、膏方，还有中药外敷、中药泡洗、针灸、按摩、气功，等等，多种疗法综合应用，可以形成合力，达到防癌、治癌的目的。特别是中药，根据个体化的特点进行辨证论治，针对癌症患者"正虚邪实"的病机，发挥有瘤治瘤，无瘤防变的长处。由于肿瘤的发生非一蹴而成，人的体质禀赋于先天并受后天生长习惯的长期影响，若想通过中药改善人体失衡的状态也需要一个相对较长的时间过程。对于分期较早，手术根治的患者，如能坚持运动、调畅情志、合理安排生活饮食起居等，服药 2 ~ 3 年可以考虑停药；中期的患者及虽病情较轻，但存在诸多临床症状或身体较虚弱的患者，则最好服药 3 ~ 5 年后，再根据临床情况考虑停药；对于带瘤生存的肺癌患者，则需要长期服药。

总的来讲，在术后及放、化疗后长期服用中药及采用其他中医综合康复的方法，可以预防或延缓肿瘤的转移与复发。但中药不是唯一的治疗方法，心理因素、饮食因素、运动因素等都对会影响身体的康复。在服药治疗的同时，积极采用中医综合康复疗法（集中药调理、心理干预、体能锻炼、营养指导为一体的综合治疗），才能更好地达到预防肿瘤复发、转移，延长生命的目的。

6. 有哪些食物可预防肺癌？

我们常常会提到一个概念，"癌症十有八九是吃出来的。"也许大家初看这句话的时候不免产生怀疑：消化系统肿瘤是吃出来的还可以理解，为什么说癌症十有八九是吃出来的呢？以肺癌为代表的呼吸系统肿瘤难道也是吃出来的吗？

早在几千年前的《黄帝内经》中就有论述："饮食自备，肠胃乃伤"，"膏粱之变，足生大丁。"《黄帝内经》是我国历史上最早、最重要的一本防病治病书籍，里面记载的这两句话看之简单，实则深刻。大家不妨思考一下：许多疾病的产生不正是因为饮食失调，脾胃功能失常致使痰湿凝聚而为病吗？肺癌也不例外！那么我们怎么吃才能预防肺癌呢？

（1）均衡饮食：现代医学与营养学都主张均衡饮食，保障健康。在古代医学著作中亦早有记载："五谷为养，五果为助，五畜为益，五菜为充，气味合而服之，以补精益气。""谷肉果菜，食养尽之，无使过之，伤其正也。"均衡饮食，平衡摄取各种营养，是保持身体健康与防癌抗癌的第一要素。

①五谷为养：五谷主要是指粳米、小豆、大豆、麦等谷物和豆类，在我们的生活中充当主食的角色。五谷含有的营养物质主要以碳水化合物为主，还含有植物蛋白质类。谷物与豆类等食物同食，可以提高营养的摄入。我们的生活习惯是以碳水化合物为

主要热量供给，人体生长修补主要依靠蛋白质，所以"五谷为养"的概念与现代营养学理念不谋而合。

②五果为助：五果主要是指桃、梨、杏、枣、栗子等新鲜水果、干果和坚果。果类含有最丰富的维生素、微量元素和食物纤维，还含有植物蛋白质。鲜果类食物生吃可以最大程度的保持其维生素等营养物质不因烹制而破坏；坚果类食物如花生、杏仁、核桃等含有的蛋白质成分较充足，可以补充谷类的蛋白质含量不足，所以果类食物是我们所需营养物质的重要来源。

③五畜为益：五畜是指猪、牛、羊、鸡、鸭等，对人体有重要的补益作用。主要是其内含有高蛋白、高热量、高脂肪和人体必需的氨基酸，是人体均衡饮食不可缺少的一部分。因此，有些朋友常年进食素食而不进食任何肉类物质，这样不仅不能减少疾病的发生，而且还会因为身体营养物质摄取不足而导致机体免疫系统和新陈代谢功能紊乱，产生一系列的健康问题。

④五菜为充：五菜所指蔬菜并无种类限制，还包含了蔬菜的根、茎、花、叶等多种部分。蔬菜类食物主要含有维生素以及膳食纤维等营养成分，对于改善胃肠功能、改善"三高"等均有良好的作用。

综上所述，我们应该在日常生活中坚持五谷、五果、五畜、五菜的均衡搭配，每日选取 5 ~ 7 种不同果蔬，同时选用高纤维、低脂肪饮食摄入。这样可以保障我们每日所需热量及营养物质的摄入，条畅机体免疫系统、消化系统、循环系统等功能，从而达到"正气存内，邪不可干"！

（2）五色饮食："五色入五脏"，青、赤、黄、白、黑 5 种颜色的食物对不同的脏器具有滋养作用，合理搭配五色食物可以起到很好的防癌功效。

①青色入肝：青色（绿色）主要指蔬菜和瓜果类，包括菠菜、

青蒿、芹菜等。中医认为，青色入肝，五行属木，具有益肝养血、条畅脾胃之效。现代研究认为绿色植物含有最为丰富的膳食纤维，可以改善胃肠系统功能，促进毒素排出，改善身体酸碱平衡，达到防癌的目的。

②赤色入心：赤色（红色）主要是指西红柿、胡萝卜等。中医认为赤色入心，五行属火，具有活血化淤、益心气、养心血等功效。现代研究认为红色食物含有番茄红素、胡萝卜素等营养成分，此类物质具有良好的抗氧化作用，能够显著改善身体新陈代谢功能，达到降低癌症发生率的作用。

③黄色入脾：黄色主要是指豆类等，还包括玉米、香蕉等。中医认为黄色入脾，五行属土，具有健脾益胃、补脾益气的作用。现代研究认为黄色果蔬主要含有维生素A、维生素D、果胶等，能够提供人体所需维生素，还能促进毒素的排除，达到保健防癌的作用。

④白色入肺：白色主要包括萝卜、山药、白木耳、百合等。中医认为白色入肺，五行属金，具有肃肺养肺、益气养阴之效。现代研究显示认为白色食物主要含有淀粉类、糖类和蛋白质，能够有效提供机体所需能量，改善身体免疫功能，从而防癌保健。

⑤黑色入肾：黑色食物主要包括黑木耳、紫菜、香菇等。中医认为黑色入肾，五行属水，具有补肾益精、强身健骨等功效。现代研究认为黑色食物不仅具有抗衰老、抗氧化、改善新陈代谢及生殖系统功能的作用，还具有调节人体内分泌系统的作用。

虽说白色入肺，但预防肺癌的发生并不能仅仅进食白色为主的食物，而是应该合理搭配五色食物，杂合而至，综合调理身体平衡，以达到防癌保健的目的。

（3）防癌第一汤——黄芪猴头菌汤：黄芪猴头菌汤称防癌第一汤，不得不从其主要组成部分黄芪和猴头菌说起。黄芪具有补气升阳，益卫固表之效，能补脾肺之气，被称为补气诸药之最。大量的文献报道表明黄芪能够增强机体免疫力，促进抗体生成，保护肝脏，增加血细胞。猴头菌又称为猴头菇、刺猬菌等，具有滋补强身的作用。现代研究表明猴头菌内含有多肽、多糖和脂肪族等物质，有益机体健康。

中医讲"正气虚则为积"，也就是说正气不足，相当于现代医学所讲的免疫力低下，这种情况下容易患癌。黄芪猴头菌汤中的黄芪为补气扶正抗癌第一要药，配合滋补抗癌珍贵药品猴头菌，提高人体扶正之力，以达防癌抗癌之效。

【黄芪猴头菌汤】

原料：猴头菌 150g，黄芪 30g，鸡肉 250g，小白菜心 100g，清汤 750g，生姜 15g，葱白 20g，食盐等适量。

烹制：猴头菌冲洗后放入盆内用温水发胀，约 30 分钟，捞出。削去底部的木质部分，再洗净，切成约 2 毫米厚的大片，发猴头菌的水用纱布过滤待用。鸡肉洗净后剁成约 3 厘米长、1.5 厘米宽的条方块。黄芪用湿毛擦净后切成马耳形薄片。生姜、葱白切成细节，小白菜心用清水洗净待用。锅烧热后下入猪油，投入黄芪、姜、葱、鸡肉炒煸后，放入食盐、绍酒，发猴头菌的水和少量清汤，用武火烧沸后再用文火烧约 1 小时，然后下猴头菌片再煮半小时，即可入胡椒面合匀。先捞鸡块放碗底，再捞猴头菌片盖在上面。汤中下入小白菜心，略煮片刻舀入碗内即成。

中医认为"肺为娇脏"，养阴润肺是养护肺脏的主要方法。因此，在符合上述饮食原则的前提下，针对预防肺癌，从饮食方面可以参考以下建议：

（1）选用一些具有养肺作用的中药进行食疗。例如百合，滋阴润肺，可以煮粥或搭配入菜肴，特别适合肺阴亏虚的患者食用；麦冬，滋补肺胃之阴，可以代茶饮，也可入汤或粥食用，对肺胃津亏的患者适宜。生黄芪，益气固表，对肺气亏虚易感冒者可采用黄芪煲汤以补中益气；陈皮健脾化痰，对脾虚痰湿者适宜，可以如汤也可煲粥；山药，补益肺、脾、肾是食疗的佳品。选择药膳时，最好请中医根据个体特点进行辨证用药。

（2）多食富含维生素、纤维素的食物。中医认为肺与大肠相表里，大肠不通，腑气不畅，会影响肺气的通降。食物中如玉米、韭菜、菠菜、芹菜、香菜、红薯、胡萝卜、芦笋、木耳、银耳、蘑菇等蔬菜及各类粗粮等，可以多食。

（3）有研究显示硒、锌等微量元素缺乏与免疫力低下、肿瘤发生有一定的关系，在饮食正常的情况下不建议额外服用微量元素补充剂，如存在偏食，可适当增加维生素、微量元素补充剂。鱼、虾、乳类、动物肝脏、肉类、坚果类等均富含硒，新鲜蔬菜水果含有丰富的维生素，平时的饮食结构中，蔬菜水果可占到膳食比例的2/3，肉类、海鲜等蛋白类食物可占到1/3。蔬菜烹调时应大火快炒，尽量减少维生素的损失。

（4）避免或尽量少食用熏烤、腌制、油炸类食品，尽量少吃罐头类食物及加工类肉食。

（5）此外，除了上述饮食注意以外，在生活中应绝对戒烟，拒绝二手烟。避免居住或办公环境的装修污染，常通风换气。保持良好的情绪，建立良好的社会和家庭关系，养成良好的运动习惯，均有助于预防肺癌的发生。

7. 肺癌患者如何注意饮食？

自古以来，食物被普遍认为是最好的药物，在传统古籍中有

"药食同源"的记载。在肺癌的防与治方面，食物起着很重要的作用。现代研究发现许多食物具有防癌抗癌的功效。在日常生活中，合理的调配饮食可以帮助我们远离肺癌；而肺癌患者通过科学的搭配抗癌食物，不仅可以起到增强自身免疫力、改善身体状态的作用，还可以与手术、放化疗相配合，减少并发症以及改善生活质量。

（1）手术治疗、微创治疗恢复期饮食：手术治疗、微创治疗相对于放、化疗特点在于"有创"，因此术后让机体快速恢复至关重要。癌症患者在手术或微创治疗后通常表现为气血亏虚、脾胃虚弱，此时进行饮食调补一定要注意补充营养、热量，以高蛋白、高维生素、高能量饮食为佳；同时又要注意调理脾胃功能，振奋胃气，让吃进去的营养真真正正的利用起来。食物上可选择牛奶、鸡蛋以及新鲜的蔬菜和水果类；对于肺癌患者，术后可更多地选择宽胸利膈、止咳化痰的食物，如大枣、桂圆、罗汉果等。

【黄芪鱼片粥】

原料：黄芪 150g，薏苡仁 150g，鲤鱼 150g，大米 150 ~ 250g，葱姜盐等适量。

做法：黄芪、薏苡仁煮水取汁后，加入大米一起煮粥，快熟时加入鱼片，少许姜丝、葱丝等调味即可。

用法：术后晚餐。

功效：补中益气，健脾和胃。适用于术后体虚者。

（2）放、化疗过程中饮食：放、化疗期间，由于治疗的副作用，患者常常出现食欲不振，恶心、呕吐等消化道反应，影响正常进食。另外，放、化疗还会导致其他副反应，如放射性炎症、骨髓抑制、便秘或腹泻等。如何在放、化疗期间做好饮食调护是患者非常关心的问题。如果营养充足，有助于患者顺利地完成放、化疗；反之，则出现身体消瘦，机体的消耗加重，不利于治疗和康复。

①化疗周期饮食策略：化疗在中医认为相当于一个攻邪的过程，必然会对脏腑气血产生损害，造成气血亏虚、脏腑功能失调而出现一系列的并发症。因此在化疗过程中应根据不良反应的差别而制定不同的饮食对策。如出现恶心、呕吐等消化道反应，应多吃易消化的食物，如五谷类；同时辅以健脾开胃的食物，如山楂、香菇等；此时应忌食生冷油腻之品，生鲜水果也不能吃，以免加重腹泻等临床症状。如出现头晕、乏力、心慌、气短等由于血细胞减少而产生的症状，都是气血亏虚的表现，此时的饮食方案应以补益气血为主，可进食富含铁质的食物，如鱼类、猪肝、瘦肉、金针菇等。

化疗期间的消化道反应和骨髓抑制明显重于放疗。患者以脾胃虚弱、气血不足的症状为多见，常表现为乏力，自汗，面色无华，气短，纳呆或恶心、呕吐，便秘，偶见腹泻，或伴有心悸、失眠等症状。化疗期间合理的膳食补养可以促进骨髓造血，减轻毒副作用，提倡增加蛋白质丰富的食物及兼顾患者的食欲，不可强迫进食。化疗期胃肠道反应明显，饮食方面应以清淡、易消化食物为主，可食用清口的凉拌菜（洗净，开水焯后再加调味品）、粥品如红枣薏米粥、红小豆粥、各种菜粥（加适量姜末和少许盐）、瘦肉粥（加适量姜末、陈皮末和少许盐），蔬菜以富含纤维素的食物为主，如菠菜、芹菜、菇类、胡萝卜、玉米、芦笋、豆芽、茼蒿等以利于排便（化疗期间常用 5- 羟色胺受体抑制剂类的止吐剂缓解消化道症状，易导致便秘、腹胀），还可增加富含油脂的植物果实的摄入，如黑芝麻（润肠、养血）、松子、核桃、杏仁等，有助于润肠通便。在化疗间隔期，肠胃功能恢复后可多食用富含蛋白质和铁质的食物，以助骨髓造血，如适量的红肉

（红肉含有丰富的铁质）、牛奶、鸡蛋、豆类，应季的新鲜蔬菜、水果、五谷类等。化疗期间切忌一味追求进补而不顾患者的脾胃功能，以免造成脾胃功能的进一步受损，反而不利于康复。

化疗成效如何往往与患者体质状态呈正相关性，因此在化疗前最重要的是增强体质，补充营养。增强体质最常用的办法是增加蛋白质的摄入，中医所谓益气养血，多吃补益心脾的食物，如山药、大枣、龙眼肉以及蛋奶制品等，或者用黄芪、党参、枸杞子等炖煮鸡鸭。

化疗后期由于人体经历了化疗药物的强烈攻伐，存在不同程度的气血亏虚、脾胃失调、肝肾不足，此时应以新鲜蔬菜、水果为主，忌食烧烤、生冷之品，减轻脾胃功能的负担。

【西红柿炒苦瓜】

原料：西红柿200g，苦瓜100g，盐、蒜末、味精适量。

做法：西红柿洗净切片备用，苦瓜开水焯后切片，放入油锅中煸炒，炒至七成熟时，加入西红柿同炒，放盐、味精、蒜末调味，翻炒后起锅。

服法：佐餐。

功效：补脾清胃，防癌抗癌。适用于放疗和化疗期的患者。

【姜汁米粥】

原料：生姜50g，炒白术15g，大米100g。

做法：生姜洗净切碎，榨取姜汁，与白术、大米一起放入锅中，用大火炒至米变黄，加水煮成粥。

服法：常服。

功效：健脾益气，温胃止呕。适用于放、化疗后出现食欲缺乏、恶心呕吐者。

②放疗周期饮食策略：放疗是不同能量的射线照射肿瘤从而达到治疗目的的方法，在照射过程中不可避免地会伤及肿瘤相应区域的正常组织，从而出现一系列的不良反应。胸部放射治疗最常见放射性肺炎和放射性食道炎。放射性食道炎会表现为食道黏膜水肿甚至溃疡；放射性肺炎表现为口干口渴、干咳等。

中医认为放射线属于"火热之邪"，易导致热毒过盛。火为阳邪，易伤津耗气、生风动血，引起阴虚火旺的症候，如肺癌放疗早期常见鼻燥咽干、口唇皲裂、舌上少津、干咳无痰、痰中带血、大便干结或皮肤干燥、毛发不荣等表现。阴津不足还可进一步导致气阴两虚，运化失调，可出现脾胃失调的症状，常见于放疗后期或放疗结束后。

随着放疗次数的增加，射线剂量的逐渐累积，患者的毒副反应也相应地加重，主要表现为乏力、口干、干咳无痰或少痰、气短、纳呆、面色晦暗、皮肤干燥无光泽等。因此可根据证候的不同合理选择饮食调养，以具有清热解毒、养阴润肺化痰作用的食品为主，可选择山药、莲子、木耳、银耳、百合、桑葚、豆腐、赤小豆、鸭、甲鱼、大枣、牛乳、薏苡仁、陈皮等。例如冰糖莲子雪耳（白木耳）羹，五米粥（生薏米仁、核桃仁、莲子仁、黑芝麻、大米，共研碎煮粥）可每日食用 1～2 次。对体质虚弱者，可适量服食甲鱼粥（甲鱼、粳米、肉汤、姜末、陈皮及适量的盐）。如肠胃虚弱，不思饮食，可采用中药调养与食疗相结合的方法，有助于改善营养状况。

总的来说，在放射治疗过程中，应尽可能摄取高蛋白、高维生素、高热量的食物以及充分的水分，可以采用半流质饮食或质软、易消化且营养丰富的食物，如粥、面条、馄饨、冰淇淋、奶昔，烹调时可以多放些调味品，在食物的色香方面多下功夫，以刺激视觉、嗅觉增加食欲，而饭菜的温度也不宜太烫。肉类是很好的蛋白质来源，食用时应剁细；蔬菜或水果也宜多摄取，若无法吞咽下去，可以榨成汁饮用。尽量避免食用羊肉、狗肉、兔肉、葱、姜、蒜、黄鱼、螃蟹、虾、橘子、荔枝、榴梿、龙眼、油炸、烈酒等热性食物，宜多食梨、甘蔗、西瓜、芦笋、鸭肉、橄榄来减轻上火的症状。另外平常可用桑叶、菊花、枸杞、生甘草水煎代茶饮用。

中医认为在放射治疗过程中会耗伤人体阴津，从而出现阴虚火旺之象。在饮食调理时以清润、清热解毒为主，可选择甘蔗汁、雪梨汁、五米粥等。

【五米粥】

原料：薏苡仁、核桃仁、柏子仁、酸枣仁、大米各50g。

做法：薏苡仁、核桃仁、柏子仁、酸枣仁、大米淘洗干净，加入适量清水，煮粥。

用法：早餐或晚餐服用。

功效：清热化痰，消炎解毒。适用于放疗全程中服用。

（3）小技巧大功效：前面我们讨论了在肺癌治疗过程中应该怎么具有针对性的制定饮食方案。下面再介绍几种最具有特点的食物到底有什么作用以及怎样进行服用。

①黑木耳：黑木耳生长于朽木之上，因颜色淡褐、形同人耳而得名。它口感细腻，风味独特，是平常家庭中常吃的一种营养丰富的食用菌类，更是在营养学界有"素中之王"的美誉。

黑木耳中主要含有丰富的蛋白质、微量元素、粗纤维，其中铁元素的含量比菠菜还高20倍，钙元素的含量比肉类还高20倍。其中含有的植物胶原成分具有较强的吸附作用，能够在消化道中对食入的异物具有溶解、氧化的作用，起到清理消化道、清涤胃肠的功效。黑木耳还含有对人体有益的植物胶质和一种称为"多糖体"的物质，是一种天然的滋补剂，与纤维素共同作用，促进肠道蠕动，改善胃肠功能。另外，黑木耳还具有很好的医学作用，能够抗血栓、抗血凝、降血脂、软化血管等。

【木耳红枣粥】

原料：黑木耳 30g，红枣 20 枚，大米 100g，冰糖 150g，白糖适量。

做法：黑木耳水发后，洗净，撕成小块备用。红枣用沸水泡发，去核切丁，放到白糖水中泡 20 分钟。木耳与大米一起熬煮成粥，加入枣丁、冰糖，再煮 20 分钟即可。

用法：放化疗中可常服。

功效：益气养血，可用于放化疗后骨髓抑制者。

②大枣：大枣又称红枣，在中国有 4000 多年的种植历史，自古以来被称为"五果"之一，也是人们日常生活中最常吃的食物之一。红枣富含蛋白质、多种维生素、多种微量元素、糖类、脂肪类等营养成分，其中维生素 C 的含量相比其他果品更高。

中医认为红枣具有补脾益气、养血安神、健脾和胃的功效，是脾胃虚弱、气血亏虚者最好的保健食品。现代研究发现大枣中的 CAMP 参与细胞分化、繁殖多步骤之中，并且发现 CAMP 对于治疗多种肿瘤都有显著疗效，能够有效阻滞亚硝酸盐类物质的合成，从而抑制癌细胞分分化与增殖。

【鸡血藤黄芪大枣汤】

原料：黄芪 15g，鸡血藤 30g，大枣 5 枚。

做法：三味药食共同煮水。

用法：每日煮 1 次，分 2 次喝完。

功效：益气补血。用于放化疗后白细胞减低等情况。

③山楂：山楂自古以来就是健脾开胃、消食化滞、活血化痰之佳品，其内含有糖类、蛋白质、脂肪、多种维生素、胡萝卜素、苹果酸和多种微量元素，具有降压、降脂、强心等作用。山楂内含有的黄酮类化合物牡荆素是一种抗癌作用较强的物质，其提取物对癌细胞体内增殖、分化和浸润转移具有一定的抑制作用。

【黄豆山楂粥】

原料：黄豆 10g，粳米 100g，山楂 60g，白糖 50g。

做法：黄豆用清水浸泡 12 小时，山楂洗净去核，粳米淘洗干净，一起放入适量水中。大火煮开后加入白糖，改小火煮至粳米开花、豆烂汤稠即可。

用法：早餐或晚餐服。

功效：开脾胃，助消化。用于化疗后食欲不佳等消化道症状者，可改善食欲。

④海参：海参拥有"海底人参"之美誉，不仅是珍贵的食品，也是贵重的药材，同人参、鱼翅等合称传统八珍之一。现代研究显示海参富含蛋白质、矿物质、维生素等多种天然珍贵活性物质，其中的黏多糖和软骨素可明显减低心脏组织中脂褐素和皮肤中脯氨酸的含量，起到抗衰老的作用；此外海参内含有的 18 种氨基酸能够增强人体组织代谢能力，增加细胞活性，提高免疫力。研究还显示在海参体壁、腺体等组织中含有大量的海参毒素，又称为海参皂苷。此种皂苷对人体安全无毒，而能抑制肿瘤细胞的生长于转移，有效地防癌、抗癌。

【海参粥】

> 原料：水发海参 50g，粳米 100g。
> 做法：将海参切成片，与粳米一起煮粥。
> 用法：趁热服用。
> 功效：健脾益气，补肾填精。适用于放、化疗期，提高免疫功能。

综上所述，以五谷、五果、五畜、五菜杂合而食、不同时期不同侧重点为原则，根据具体情况制定个体化的饮食方略，忌食生冷、虾、蟹等食物，有助于提高自身免疫力，改善身体状态，达到提高生活质量、防癌抗癌的目的。

8. 气功治疗对肺癌患者的疗效如何？

气功是中医学的重要组成部分，是中华民族宝贵的文化遗产。气功在医疗保健、防治疾病、强身健体等方面应用广泛，颇受广大群众的欢迎。近年来，气功作为战胜肿瘤的新武器用于肿瘤临床治疗及康复并发挥着一定的作用。

气功是一种整体疗法，它能激发人体的潜能，保护和调动机体内在的抗病能力，有扶正固本的作用。它通过意念可调整气机，引导内气循经络通达全身，起到疏经活络、通畅气血、化淤散结等作用。气功能调节机体内各系统各器官的功能，使消化、呼吸、心血管、神经内分泌及免疫造血系统等功能得以改善和提高。气功的特点还在于它把意念的自我调控与身体的体力锻炼相结合，有静有动，优于一般的体育运动。肺癌患者练习练气功不但使机体得到锻炼，而且还能促进精神放松，消除杂念，排解紧张、焦虑、抑郁等不良情绪，练功过程中，还可增进与其他病友的交流，调节情绪和性格。同时，练气功也大大充实了肿瘤患者的生活。

郭林气功是目前肿瘤患者应用最普遍的气功功法，其原理是通过"吸—吸—呼"的特殊呼吸方法（风呼吸法）大量吸氧，通过形体运动与精神内守、意念引导相结合，畅通气血，调节患者免疫功能和脏腑功能等。有人称郭林气功开创了一条肿瘤患者进行自我养生保健的防癌、治癌新途径。其实，选择哪种气功，因人而异，其目的都在于"调身"与"调心"。郭林气功由于简单易学，很少出偏，因此是目前肿瘤患者练得最多的一类功法。

练习气功要注意以下几点：

（1）不要强求每天一定要练到特定的时间，要根据自己的体能合理练功，一般以不感到疲劳或稍感疲劳休息可缓解为度，根据自己承受能力，循序渐进的加大锻炼量。

（2）动静结合：锻炼时做到动以养形，静以养神，形动强身，神静养心，刚柔并济，相辅相成。

（3）将运动培养为一种习惯，制定合理的生活作息表，让正常生活与练功两不误。

气功能为肺癌康复带来很多益处，但也不应夸大气功的功效。对于练气功过程中可能出现的一些症状，不要简单归于身体对练功的反应，仍应按时复查，及时就诊。另外，气功不能代替药物治疗，对于练功后身体感觉良好的患者，也不能轻易停药，应遵循医嘱规律服药和随诊。

第八章　转移性肺癌的治疗

1. 如何治疗肺癌脑转移？

肺癌脑转移的治疗需要多学科综合治疗，治疗方式的选择应根据患者全身状况、颅外系统性疾病控制情况、原发病灶的病理性质，以及脑转移瘤病灶大小、数量和部位等综合考虑，选择针对个体的最佳治疗方案。治疗方式选择恰当，能够明显地提高治疗效果、延长患者生存时间、提高生活质量。肺癌脑转移的治疗策略主要有放疗、化疗、外科治疗、综合治疗以及同时给予对症支持治疗等。

（1）手术治疗：开颅手术可以完整地切除病灶，减轻颅内压，由此引起神经系统症状迅速消失或缓解，病情恢复快。开颅手术的适应证：

① 颅内单发转移瘤，直径≥3cm。

②颅内多发转移瘤，且转移病灶集中在某一脑叶。

③颅外病情稳定，神经系统症状明显。

④少数病例转移灶严重威胁着患者的生命，即使转移瘤无法切除，为暂时缓解颅内压增高症状也可考虑作姑息性内、外减压术。

近年来，术中超声定位和立体定向技术等新技术的应用使某些传统方法不可手术的转移瘤得以安全切除，进一步扩大了手术适应证，降低手术并发症。手术治疗包括肿瘤切除术、脑室穿刺引流、分流术、开颅减压、放置减压装置等。单纯开颅手术治疗虽不乏长期生存报道，但颅内其他部位易于再发，肺癌转移病灶切除后必须辅以放疗或放、化疗，否则不久颅内或颅外均可再出现转移灶。

大多数手术加放疗与单纯放疗疗效比较的回顾性研究显示，前者疗效较后者为优，减少了肿瘤的局部复发，可明显延长患者的生存期。有多项前瞻性随机研究结果显示手术加全脑放射治疗组患者的局部控制率（以下简称局控率）和中位生存时间均较单纯全脑放射治疗治疗组更优。一些报道还提示，对于可手术的非小细胞孤立性脑转移患者，手术切除后进行全脑放射治疗，并在转移区追加局部放疗，可进一步提高疗效。为了提高肺癌脑转移治疗效果，在脑转移病灶治疗的同时，积极进行原发性病灶及全身其他部位的治疗。

（2）放射治疗：放射治疗目前仍是治疗肺癌脑转移的主要手段。大多数肺癌脑转移患者表现为颅内多发转移，且常同时有颅外转移，故通常采用全脑照射和肾上腺皮质激素治疗。此外，全脑照射也是脑转移瘤手术切除后的重要辅助治疗。

①全脑放射治疗：近30年来，常规分割全脑照射一直是治疗脑转移瘤的标准方案。全脑照射对脑转移患者的主要作用是较快地减轻或暂时缓解症状，从而达到提高患者的生存质量、延长生存期的目的。近年来，立体定向放射治疗已逐渐普及，但对脑转移瘤目前最常用的治疗仍是全脑照射。全脑照射可使约60％～90％病例放疗后症状改善，中位生存期为3～6个月，1年生存率约8％～22％。多数症状在患者余生中保持缓解。但仍有20％患者在6个月后症状复发，且单纯放疗者很少有长期存活的病例，因此必须结合其他治疗手段来加强局部控制，提高疗效。

全脑照射治疗适应证：开颅转移瘤手术切除后，颅内多部位、多发转移瘤，预防性脑照射。全脑照射治疗患者的预后主要取决于下列因素：原发灶控制情况，是否有脑以外转移灶；原发肿瘤的病理类型，生物学行为，对放疗化疗是否敏感；转移灶的数目、部位和范围；患者的全身情况。另外还与患者的年龄、是否为复发、脑转移瘤发现的时间等有关。

②局部精确放疗：立体定向放射治疗，也称为立体定向放射外科，是近年来脑转移瘤治疗上最重要的进展。立体定向放射治疗是通过立体定向技术对颅内靶点行三维定位，在短时间内将单次高剂量射线投射到边界清晰的颅内病灶，使病灶受到高剂量射线照射而病灶周围射线剂量锐减，从而保护周围正常脑实质。立

体定向放射治疗局部治疗作用与手术切除类似。γ 刀、X 刀、不同粒子刀等因射线类型和设备的不同而得名。立体定向放射治疗应根据患者的全身情况，肿瘤的大小、部位，从改善患者的生存质量、延长生存期和费效比等方面综合考虑。

目前立体定向放射治疗（SRT）主要用于治疗单发深部转移灶，包括大脑半球、丘脑、基底节及小脑等部位转移瘤，直径 ≤ 3cm 的球形单发转移瘤最适于立体定向放射治疗。肿瘤体积越小，疗效越好。也有报告应用于多个直径 < 2.5cm 的多发瘤灶。对各种类型转移瘤均甚敏感，其敏感性似与组织学分类无明显关系。近年来，SRT 应用于治疗脑转移瘤渐增多。目前文献报道治疗后局部控制率为 79％ ～ 89％，1 年的局部控制率为 85％，2 年为 65％ ～ 77％。中位生存期为 24 ～ 56 周，1 年和 2 年生存率分别为 25％ ～ 53％ 和 23％ ～ 30％。局部精确放疗治疗作用与手术切除类似，因此它并不能代替全脑照射。局部精确放疗也可与全脑照射结合，作为全脑照射加局部强化照射以及用于常规手术和域放疗后的复发转移瘤。目前多主张应用局部精确放疗结合全脑照射，提高治疗效果。

（3）化学药物治疗：手术和放疗均为局部治疗手段。而肺癌脑转移同时常伴有颅外其他部位转移，半数以上脑转移瘤死于颅以外转移性病变。化疗有助于控制颅内、外的临床、亚临床病灶。过去普遍认为血脑屏障对于低脂溶性的高分子量的化合物的低通透性，使脑成为癌细胞的庇护所。近年来，人们认识到在发生脑转移或原发脑瘤的患者，血脑屏障的完整性被破坏。颅内转移瘤的毛细血管内皮细胞发育不全或磷酸脂质改变，破坏了血脑屏障的完整性。研究发现环磷酰胺（CTX）、阿霉素（ADR）、博莱霉素、顺铂等均可在全身化疗时渗入脑转移患者的脑组织中，甚至大分子的药物也可渗入肿瘤和瘤周水肿并在瘤中停留多天而不进入正常脑组织。抗癌药物通过血脑屏障进入肿瘤组织的能力，取决于药物的分子量、脂溶性、离解状态、蛋白结合度及蛋白转换机理。通常，能溶解于脂类、在正常 pH 时不解离、分子量小的药物容易通过血脑屏障，如卡氮芥（BCNU）、环己亚硝脲（C/ZNU）、甲基苄肼（PCZ）等。对化疗高度敏感的无症状性脑转移瘤也可首先单独化疗，若有进展再行手术或放疗。化疗方法要根据肿瘤性质，药物敏感性及全身情况选择用药。化疗应选用能通过血脑屏障的药物如 CCNU（Me-CCNU）、BCNU、VM-26 等。化疗一般需要联合给药，常经静脉给药。此外化学药物给药途径尚有经过动脉、经过腰穿蛛网膜下腔、定向穿刺化疗泵局部给药，以提高病灶区域药物浓度，提高疗效。

（4）分子靶向药物：吉非替尼（易瑞沙）是最早进入临床研究、也是到目前为止研究得最为充分的表皮生长因子受体（EGFR）酪氨酸激酶抑制剂，2003 年被美国 FDA 批准治疗对标准含铂类和紫杉醇类方案耐药的非小细胞肺癌（NSCLC）。吉非替尼对 NSCLC 有显著的抗癌效果，同时对 NSCLC 患者颅内转移灶也有明显疗效。国内报道 18 例 NSCLC 脑转移患者用吉非替尼 250mg/d 口服治疗，总有效率达 27.8%，疾病控制率达 88.9%。

台北荣民总医院用吉非替尼治疗 NSCLC 脑部转移的研究结果显示，约 75% 的患者在治疗第 2 周即达到客观反应标准，这个特性对在临床上是否使用吉非替尼作为伴有颅内病灶患者的第一线治疗有极重要的参考价值。吉非替尼对 EGFR 基因突变或有皮疹的患者疗效好。

已有报道吉非替尼对 NSCLC 放射治疗有一定的增效作用，吉非替尼与全脑放疗联合疗效更好。

（5）其他治疗方法：脑转移患者多以颅内高压为症状就诊，首先接受对症支持治疗。放、化疗期间及手术前后，大多数患者同时使用肾上腺皮质激素、甘露醇、利尿剂、免疫调节剂、等药物，以提高疗效，减少并发症。另外已有将热疗、生物治疗、基因治疗等新治疗方法用于脑胶质瘤的报道，但应用于肺癌脑转移瘤治疗则鲜有报道且疗效不满意。

肺癌脑转移的治疗策略放疗、化疗、外科治疗和其他治疗对脑转移瘤均具有一定治疗作用，但是任何一种单一方法的治疗效果都不能达到非常满意的效果，临床证明综合多学科、联合治疗可以减少并发症、提高疗效、达到较为满意的治疗效果。治疗方式的选择应根据患者全身状况、颅外系统性疾病控制情况，以及脑转移瘤病灶大小、数量和部位等综合考虑，选择针对个体的最佳治疗方案。

②. 如何治疗肺癌肝转移？

肝癌伴有肺转移属于晚期肿瘤阶段，血液中存在肿瘤细胞，随着时间的推移，转移的病灶数量及转移的部位可能增加。手术治疗已经不能解决问题。临床上可以采取内科的治疗方法。最常采用的方法是血管介入治疗。通过介入方法可以使受侵犯器官及原发器官局部化疗药物达到最佳浓度，抑制肿瘤细胞生长。射频治疗，氩氦刀治疗也是重要的治疗方法。近期生物治疗引起了临床医师的注意。通过血液培养肿瘤杀伤细胞使其达到最大增值，再回输到患者体内杀灭肿瘤。目前该方法正在较大范围内观察疗效阶段。随着研究的深入，生物治疗将有广阔的前景。免疫治疗，中医中药治疗受到临床工作者的重视。该方法副作用小，患者要求条件不高，是目前使用的常见方法。肝癌肺转移的治疗现在国际国内治疗效果还不能令人满意。基础研究临床研究正积极进行中，相信不久的将来新的治疗方法很快面世。

3. 如何治疗肺癌骨转移？

（1）消融治疗：包括氩氦刀、射频、微波等，可在 CT 等影像学引导下进行治疗，适应证有：

①放、化疗无效的骨转移癌。

②发生于长骨、肋骨及骨盆上的转移性骨肿瘤，消融后会很快止痛。对发生于椎体上的肿瘤需慎重，以免损伤脊髓引起截瘫。

③以侵犯骨膜引起的疼痛疗效更佳，消融范围以覆盖骨膜为宜。

④冷冻治疗与止痛药物、帕米膦酸二钠盐、放射治疗等结合应用，效果更好。对消融不全的残余肿瘤可局部植入放疗粒子和化疗粒子，以防肿瘤复发。

（2）放射治疗：放射治疗可分为钴 -60（^{60}Co）照射、深部 X 线机及直线加速器等几种方法。对于孤立性骨转移灶，在肺部病灶经化学治疗控制、稳定后，可给予大剂量、短疗程的放射治疗，起到缓解疼痛并杀灭癌细胞、控制病灶发展的作用。约 50% 的患者在放射治疗后，疼痛可完全缓解，约 75% 的患者疼痛可显著减轻。

对多发性骨转移，还可进行内源性同位素治疗，该方法是利用某些元素或其放射性同位素所放射的射线来治疗某些特殊疾病。同位素治疗骨转移的基本原理是利用亲骨性同位素在静脉注射后可以在骨转移局部进行浓集的特点，在癌转移的局部利用同位素衰变产生的 γ 射线对癌细胞产生破坏作用，达到抑制或者杀伤癌细胞的作用，从而进一步达到止痛和破坏肿瘤的目的。

临床上用于治疗肺癌骨转移最多的同位素是钐 -153- 乙二胺四甲基膦酸（^{153}Sm-EDTMP），锶 -89（^{89}SrC$_{12}$）。另外在研究中比较有前景的是铼 -188- 羟基亚乙基二膦酸盐（^{188}Re-HEDP）。

适应证：确诊为全身多处骨转移的患者可以作为首选的治疗方法。骨转移产生的疼痛剧烈，而放疗或者化疗无效。患者的一般状况相对较好，可以耐受治疗。

禁忌证：近期进行过化疗的病例。放疗或者化疗后正处于严重骨髓抑制期的患者。骨扫描显示转移病灶对于同位素的亲和力不明显者。严重的肝肾功能障碍，不能耐受治疗者。

患者术前需停止放疗或者化疗 4 周以上，血常规和肝肾功能正常。

治疗后的观察指标：总有效率 83.3％，起效时间 2 ～ 20 天，缓解持续时间 3 ～ 14 个月。放射性同位素在中期（6 个月）内均能缓解骨转移性疼痛，约半数患者疼痛可以完全缓解。大部分患者在经过治疗后转移病灶的数目减少和 / 或病灶本身的减小。部分病例在经过复发用药以后骨转移病灶可以出现钙化或者完全消失。

同位素治疗可以重复使用，亦可与膦酸盐、局部放疗、止痛药等联合应用，止痛效果会更好。

放射性粒子植入：可在 CT 等影像引导下，按照治疗计划系统（TPS），直接将粒子种植在瘤体内，有很好地控瘤和止痛效果。

（3）化学治疗：全身化学治疗在治疗肺部原发病灶的同时亦能起到控制骨转移的发展、缓解疼痛的作用，因此不仅可以止痛，而且可以杀灭癌细胞，控制其生长。尤其是以大剂量顺铂为主的联合化学治疗方案效果较为显著。有些病例在复查 X 线片时发现骨转移灶消失，新的骨皮质形成。由于肺癌病例在出现骨转移时，体内其他脏器可能亦存在潜在的微转移灶，因此全身联合化学治疗在治疗骨转移灶的同时对其他可能存在的潜在转移灶亦有治疗作用。

（4）二膦酸盐类：二膦酸盐类药物是近年发展起来的抗代谢

性骨病的一类新药，该药用于治疗许多骨疾。目前已被广泛应用于治疗骨质疏松症、恶性肿瘤引发的高钙血症和骨痛症、变形性骨炎等代谢性骨病。

目前，临床上使用的二膦酸盐药物主要分为三代：第一代的依替膦酸盐和氯甲双膦酸盐，属于不含氮原子的二膦酸盐类药物，其抗骨重吸收能力最低，现已不用；第二代的帕米膦酸盐、阿仑膦酸盐和利塞膦酸盐；第三代的伊苯膦酸盐和唑来膦酸盐。第二代和第三代属于含氮原子的二膦酸盐类药物，其抗骨重吸收能力是第一代的 100 ～ 10000 倍。

二膦酸盐类药物的作用机制是：①诱导破骨细胞的程序性死亡；②抑制破骨细胞的生成和活性；③刺激成骨细胞的增殖、成熟。其作用从骨的整体平衡来说，使得骨的生成增加而代谢减少，从而使骨密度增加。

用法：

（1）氯屈膦酸二钠 300mg+ 生理盐水 500mL，缓慢静脉滴注 3 ～ 4 小时，连续 5 天。

（2）帕米膦酸钠 90mg+ 生理盐水 500mL，缓慢静脉滴注 6 小时。

（3）伊班膦酸钠 4mg+ 生理盐水 500mL。静脉滴注，时间不少于 4 小时。

（4）唑来膦酸 4mg+ 生理盐水 100mL，静脉滴注，时间不少于 15 分钟。每 4 周重复一疗程,2 个疗程后评价疗效及不良反应。

（5）生物免疫治疗：生物治疗（自体细胞免疫疗法属于生物治疗，即 DC-CIK）是继手术、放疗和化疗后发展的第四类肿瘤治疗模式，是 21 世纪最受关注的肿瘤治疗技术，它主要靠激发机体自身的免疫反应来对抗、抑制和杀灭癌细胞，从而抑制肿瘤的生长、转移、复发，对人体无任何毒副作用。

（6）止痛药：主要遵循国际卫生组织（WHO）倡导的"三阶梯疗法"。由于患者、家属，甚至是医生，目前仍然存在担心药物成瘾等不正确治疗癌痛观念，致使大多数临床医生用药剂量偏低和给药间隔过长，造成癌痛治疗效果不佳。同时，由于止痛药物产生的严重不良反应，如成瘾性、便秘和药物剂量的依赖性，严重影响其疗效和临床使用。因此，祛除病因才是控制癌性疼痛的最有效方法。

4. 如何治疗肺癌肾上腺转移？

肾上腺恶性肿瘤分为原发性和转移性两类，肾上腺转移主要来源于乳腺癌、肺癌、肾癌和恶性黑色素瘤。其中约15%～25%的肺癌患者在确诊时就已发生肾上腺转移。约1/3肾上腺转移可引起肾上腺功能减退。特别是对于双侧肾上腺转移，要考虑到治疗后发生肾上腺危象的可能。

（1）动脉介入治疗

①灌注化疗：依据原发肿瘤性质制定灌注化疗方案，目前使用比较多的化疗药有VP-16、顺铂、卡铂、吉西他滨和紫杉类等。

②栓塞化疗：靶血管栓塞是肾上腺恶性肿瘤治疗的关键，目前常用的栓塞材料有液态碘化油＋化疗药乳剂、PVA颗粒和载药微球。

并发症：栓塞后综合征主要表现为栓塞后局部疼痛和发热等。一过性的醛固酮、儿茶酚胺升高可导致相应症状，如血压不稳定、多尿或少尿，须及时处理。

疗效：栓塞治疗后，肿瘤在近期缩小，使进一步的消融治疗更彻底。 栓塞治疗后，肿瘤血供阻断可减少穿刺治疗出血风险。对于晚期患者，是较好的姑息性治疗手段，可缓解症状，提高生

第四篇 肺癌是可以治疗的

存质量。

（2）局部消融治疗：主要包括射频消融和氩氦刀冷冻，均属纯物理治疗，依靠肿瘤内温度变化杀灭肿瘤细胞，主要适合直径小于 5cm 的肿瘤。对于较大的肿瘤，可首先行动脉栓塞化疗，肿瘤缩小后序贯消融治疗。单就适形性而言，氩氦刀优于射频消融，氩氦刀允许多根冷刀同时穿刺，每根冷刀消融范围约为 3cm×4cm，多刀组合就可一次灭活较大肿瘤。多数在 CT 引导下实施，经后入路脊柱两侧穿刺进针，CT 复扫位置准确后启动治疗循环。

注意事项包括：

① 术中监测生命体征，特别是血压变化。

② 仔细观察肾脏、腹膜后血管及后肋膈角肺组织的位置，最大可能避免穿刺损伤。

③ 消融治疗后可能出现一过性的醛固酮、儿茶酚胺升高并导致相应症状，及时处理。

（3）放射性 ^{125}I 粒子植入：属近距离、组织间插植放疗，每枚粒子活度通常为 0.6mCi、0.7mCi 和 0.8mCi，适合于小于 3cm 的肿瘤。首先依据患者影像资料，使用 TPS 治疗计划系统确定放射治疗剂量，依模拟粒子分布和等量曲线、剂量直方图确定肿瘤周边匹配计量不低于 95 ％。根据肿瘤大小、位置及其与邻近结构关系进行三维植入设计并计算出所需离子数量。CT 是常用的引导技术，多数经后入路脊柱两侧穿刺，复扫施源针位置准确后依计划将粒子植入于肿瘤内。

几乎所有的微创治疗技术都适合于肾上腺转移的治疗，截至目前也没有对比出不同治疗技术的优劣。临床实践中主要根据肿瘤大小、血供情况并结合患者全身状况选择具体治疗手段。对于血供丰富且超过 5cm 的肿瘤，建议首先行动脉栓塞化疗，再序贯局部消融治疗。栓塞化疗一方面可使肿瘤在近期缩小，使消融治疗更彻底，还可减少消融治疗穿刺出血风险。小于 3cm 的肿瘤，可直接选择放射性 ^{125}I 粒子植入。对于 3～5cm 的肿瘤，射频消融和氩氦刀冷冻均可选择。

5. 如何治疗肺癌淋巴结转移？

晚期肺癌大多合并有淋巴结转移，特别是纵隔内淋巴结转移往往引起严重的并发症而危及患者生命。上腔静脉受压导致头面部、脑组织及上肢静脉回流受阻，即上腔静脉阻塞综合征。一旦发生，患者生存很难超过 1 个月。主气管、肺门主支气管受压导致气道通气障碍，轻可引起阻塞性肺炎、肺不张，严重时可直接导致呼吸衰竭。食管受压可使其通过受阻，不能进食、进水，加速患者消耗。因此，积极治疗纵隔内淋巴结转移具有明确的临床价值，可延长患者生存期，提高生活质量。煤炭总医院近年来探讨用放射性 ^{125}I 粒子植入淋巴结内的方法取得了较好的疗效，氩氦刀和射频消融均可能损伤肿瘤临近气管、血管、心包和喉返神经。

依据患者影像资料，使用 TPS 治疗计划系统确定放射治疗剂量，依模拟粒子分布和等量曲线、剂量直方图确定肿瘤周边匹配计量不低于 95％。根据肿瘤大小、位置及其与邻近结构关系进行三维植入设计并计算出所需离子数量。操作在 CT 引导下进行，穿刺路径根据肿瘤具体位置、大小可选择两侧肩胛间区、前胸壁和胸骨上窝。复扫施源针位置准确后依计划将粒子植入于肿瘤内。合并上腔静脉阻塞时，穿刺治疗完成后应结合患者血凝指标适时给予抗凝治疗。主气管狭窄超过 50％ 时，应首先行气管内支架置入保持气道通畅，维持患者生命体征平稳。

由于纵隔内结构密集、紧凑，肿瘤位置深邃、隐匿，因此准确的穿刺是保证治疗成功的关键。我们总结 43 例治疗，技术成功率 100％，6 个月生存 37 例，局部肿瘤 PR30 个、NC7 个。12 个月生存 31 例，局部肿瘤 CR16 个、PR7 个、NC2 个和 PD6 个。18 例主气道狭窄超过 50％的患者，粒子植入后 1 ～ 4 个月先后取出气管支架，气道通气状况良好。

另外，亦可采用三维适形放疗的方法，解决肺门或纵隔淋巴结转移。

6. 癌性心包积液如何治疗？

心包积液为癌肿常见的病症表现之一，常因量少而不出现临床征象，少数患者则由于大量积液而以心包积液成为突出的临床表现。临床治疗癌性心包积液方法分为两种：内科治疗、外科治疗。

（1）内科治疗：对于治疗方案缺乏统一的意见，大多取决于治疗者的个人经验。药物治疗包括应用激素、抗感染药、抗癌药及利尿药等。在没有症状时也可以不用药物而予以观察。

心包穿刺可减轻症状，可抽取心包内液进行分析以助于诊断和治疗，但其本身的治疗效果并不确切，已不是主要的治疗手段。

（2）外科治疗：手术治疗的目的在于解除已有的或可能发生的心包堵塞，清除心包积液，减少心包积液复发的可能，防止晚期心包缩窄。

本病在诊断明确、药物治疗无效的情况下可行心包引流及心包切除：

①经剑突下心包开窗：经剑突下心包引流的方法已有 160 余年的历史，在 20 世纪 70 年代始将其称为心包开窗。操作简便迅速、损伤较小、近期效果明确，肺部并发症较少，适宜危重患者、高龄患者；但术后心包积液的复发率较高。为减低复发率，可增

加心包切除的范围。研究表明，在持续充分引流的基础上，心外膜与心包之间出现纤维粘连，心包腔消失，是心包开窗具有长期疗效的原因。

经剑突下心包开窗技术：切口起自胸骨下端并向下延伸，共长约 6～8cm。打开胸腔后，切开心包前壁，吸除心包内液。将心包切除约 3cm×3cm，完成心包开窗。经切口旁另做一小切口放置心包引流管。缝合切口。心包引流管留置 4～5 天。

②经胸心包部分或完全切除、胸腔引流：本方法引流完全，复发率低。由于切除了较多心包，减少了产生心包积液和产生心包缩窄的根源，因此手术效果确切可靠。但手术损伤较大，可能出现肺部及切口并发症。

③使用电视辅助下胸腔镜手术（VATS）的心包切除、胸腔引流，可在较大的范围切除心包，损伤甚小，引流满意。术后并发症较少。

7. 肺癌气管内转移如何治疗？

肺癌气管内转移临床上并非少见，若处理不及时，易引起窒息。因此，当务之急是尽快畅通气道。因临床分期大多为晚期，失去手术指征，传统的放/化疗手段效果较慢，所以，气管镜下的介入治疗可起到立竿见影的效果。所用技术包括硬质支气管镜、荧光支气管镜技术、支气管内超声、支气管镜介导下的激光、高频电灼、氩等离子体凝固（APC）、冷冻、气道内支架置入、支气管内近距离后装放疗、光动力治疗、气道内高压球囊扩张、支气管镜引导气管插管和黏膜下药物注射等。 临床应用中，可能需将几种方法联合起来应用。

对气道内的转移病灶，应根据病灶的部位和形态，采取不同的治疗策略。对中央型气道内大的肿瘤，特别是伴严重气道狭窄的患者，应首选硬质镜下操作。此类患者一般躺不下，在全麻下插入硬质镜，既可保证患者的通气，又可从容地进行各种操作。通常是以硬质镜作为通道并保障通气，如果肿瘤位于主气管内，用各种硬质器械或软镜器械均可操作；如果肿瘤位于支气管内，最好结合电子支气管镜进行各种操作。

硬质镜下清除气道内肿瘤具有快速、安全、有效等特点。也有很多方法，如硬质镜直接铲除、光学活检钳、电圈套器、热消融（激光、微波、APC）、冻取等。采用哪些方法合适，需考虑内镜技术的熟练程度、已有的设备条件等。硬质支气管镜铲除是利用半弧形的硬质支气管镜鞘前端直接将肿瘤铲下，再利用活检钳将肿瘤取出。冷冻肿瘤的范围要足够大（勿冻管壁即可），以最少的冻取次数将腔内的肿瘤全部取出。因此，对气道狭窄75％以上的恶性肿瘤均以硬质镜治疗为佳，治疗后气管阻塞程度、气促指数和KPS评分均有明显改善。

但每种方法都有优缺点，需灵活、综合应用。如管内型或管壁型肿瘤，适合硬质镜直接铲除，然后快速用硬质活检钳或冷冻将肿瘤取出，以免引起窒息；对有蒂或瘤体较长的肿瘤则适合用电圈套器或光学活检钳将肿瘤直接切除；对瘤体表面较脆、易出血的肿瘤则适宜先用APC止血，再结合冷冻将肿瘤冻取；对瘤到肿瘤内，在冷冻状态下将冻粘的肿瘤组织取出，有出血时可结合APC止血。对瘤体较大、基底较宽、血运丰富，特别是伴有肺不张的肿瘤，术前最好行肺动脉栓塞治疗，以阻断血供，减少术中出血。

8. 肺癌胸膜腔转移如何治疗？

肺癌胸膜腔转移可出现两种情况：胸腔积液和胸膜转移瘤。

对恶性胸腔积液，应首选胸腔镜检查。常规胸膜活检及细胞学检查未能明确病因时，胸腔镜检查即做出早期诊断，文献报道胸腔镜诊断的阳性率可高达 86％～97％。胸腔镜下可一次将胸腔内积液抽光，同时可注入化疗药、滑石粉、刮擦胸膜等，促使胸膜腔闭合，减少胸腔积液的量。大多数患者经胸腔镜检查后胸水会明显减少或消失。

胸腔镜下还可发现胸膜上的转移病变，可呈小结节状、肿块形、胸膜增厚、卵石样不规则或腊滴状白色新生物及非特异性改变等多种表现。对局限性病变，可采取冷冻、热消融等方法去除肿瘤，对弥漫性病变可采用光动力治疗、胸腔内注射化疗药、免疫调节剂、免疫调控细胞等治疗。

第九章　心理治疗

对肺癌患者如何进行心理疏导？

得了肺癌的人心理上肯定会发生很多变化，如恐惧、悲观、厌世，只有极少数人会听天由命，觉得无所谓。所以，心理治疗要讲究一定的技巧，要从细节入手，及时发现患者消极、悲观的情绪，排解患者的不良情绪，使患者保持乐观、豁达的精神，必要时让患者充分了解病情的发展程度，这样患者才能有良好的心态与疾病斗争，从而提高生存质量，延长生存时间。

客观分析和了解患者的心理反应，采取有针对性的干预措施：

（1）悲观失望：患者一旦得知自己确诊肺癌时，便会产生悲观失望的情绪，对一切失去期望，好像死亡就在眼前，不能正确面对现实，缺少积极治疗的心态，心情不安，迟疑寡断。

因此，确诊肺癌后，家属和朋友要及时把握患者的心理活动，抓住时机对患者进行心理疏导，尽量消除患者的悲观情绪。积极求助于医学专家，让他们向患者介绍疾病的特点和各种有效的治疗方法，必要时让治愈的患者来开导他们，激发患者乐观自信的心理，正确对待病情，在精神上得到鼓励，在治疗上看到希望。

（2）悲观心理：一旦得知某人患了肺癌，患者的亲戚朋友等都会产生同情心理，抱着惋惜的心情去探视他，甚至有看一眼少一眼的感觉，让患者感到末日来临，更产生悲观的心理。患者在这种备受关怀的反常环境里，会认为疾病严重，加重了悲观情绪，形成了使患者难以自拔的"恶性循环"，甚至会促使患者绝望。

所以，对患者的关怀要适可而止。亲朋好友不要以怜悯之情关心患者，而要处处关爱体贴，不断消除患者的悲观情绪。做好患者亲属的动员工作是扭转患者悲观心理的关键步骤。

（3）恐惧心理，一般人对肺癌的认识有不同程度的片面性，都有恐惧心理，可谓"谈癌色变"，认为肺癌是"绝症"，甚至认为肺癌是"判死刑而缓期执行的人"。

对性格比较内向或精神高度紧张的肺癌患者，有必要的话要适度保密，以免患者过于紧张与恐惧。对已经知道自己患肺癌的患者，应给予科学的解释、安慰与鼓励，使患者能正确对待疾病。

对消极失望的患者要分析原因，做好心理上的安慰，做好调养精神与生活的指导，综合治疗癌症的重要意义，以意志与情绪对治愈疾病的能动作用，排除不利于治疗的有关心理、社会因素。

（4）怀疑心理，肺癌患者确诊前可有怀疑心理，总觉得自己不可能是肺癌到处求医，甚至求神拜佛，不是以科学的态度对待病情，拖延数月之久，耽误了治疗。随着科学技术的发展，一般的肺癌都能得到确诊，因此，怀疑是肺癌一定到大医院或专科医学就医，尽早明确诊断，尽早治疗。